with NEO(ネオネイタルケア改題)別冊

るるNEO

先輩ナースの視点がわかる

新生児ケアのきほん
まず押さえたい20のポイント

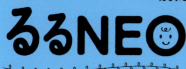

編集

豊島万希子
神奈川県立こども医療センター、新生児集中ケア認定看護師

中野幸子
北里大学病院、新生児集中ケア認定看護師

古都美智子
横浜労災病院、新生児集中ケア認定看護師

はじめに

　ようこそ新生児看護の世界へ！！
　このたび、新生児のケアを担う看護師や助産師に必要な基本的実践知識をまとめた「with NEO」誌の別冊シリーズ「るる NEO」が始まりました。本書はその第1弾として、「新生児の日常の看護ケア」をテーマに、新生児をケアする上で基本となる看護のポイントをまとめています。
　今回、新たに NICU に配属になった皆さんの「日常ケアのなぜ？」に答え、「看護の根拠を考えるきっかけ」となる内容を目指して、現場の最前線で働く医師や看護師の方々に執筆していただきました。
　言葉をもたない新生児。その想いに寄り添い、個性に合わせた看護を提供することは容易ではないかもしれません。ですが、その特徴を理解し、予測性を持ったケアの実践で成長・発達を支えること、それと同時に、新生児を取り巻く家族のこころを支え、家族のはじまりをサポートすること、これは新生児看護の醍醐味でもあります。
　奇跡の先に生まれてくる新生児やその家族の今と未来のために、私たちにできることを一緒に考えてみませんか。
　本書が、新生児看護を学ぶはじめの一歩となり、「新生児看護は奥が深くて楽しい！」という思いにつながることを願っています。

2019年3月

神奈川県立こども医療センター、新生児集中ケア認定看護師　豊島万希子
北里大学病院、新生児集中ケア認定看護師　中野幸子
横浜労災病院、新生児集中ケア認定看護師　古都美智子

先輩ナースの視点がわかる

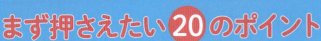
新生児ケアのきほん
まず押さえたい**20**のポイント

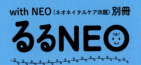
with NEO（ネオネイタルケア改題）別冊
るるNEO

編集
豊島万希子
神奈川県立こども医療センター、新生児集中ケア認定看護師

中野幸子
北里大学病院、新生児集中ケア認定看護師

古都美智子
横浜労災病院、新生児集中ケア認定看護師

● はじめに ------- 3
● 執筆者一覧 ----- 7

1章 新生児看護で大切なこと、赤ちゃんの生理的特徴

{ 新生児看護で大切なこと }
❶ これから赤ちゃんのケアを行うあなたへ -------------------------------- 10

{ 赤ちゃんの特徴を知る }
❷ 赤ちゃんの成長・発達を知る ------------------------------------- 15
❸ 赤ちゃんの呼吸・循環を理解する --------------------------------- 21
❹ 赤ちゃんのしぐさ、サインを知る ---------------------------------- 30
❺ 赤ちゃんの異常に気づく --------------------------------------- 37

{ 新生児看護で大切なこと }
❻ これから赤ちゃんの家族を支援するあなたへ -------------------------- 49

Contents

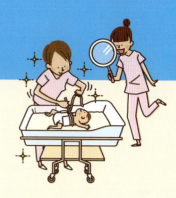

2章 赤ちゃんの日常のケア・まず押さえたい20のポイント

{ 赤ちゃんに触れる前に }

❶ 感染対策 -- 56

{ 環境を整える }

❷ 光環境の調整 -- 63
❸ 音環境の調整 -- 68

{ 赤ちゃんの状態を整えるケア }

❹ 身体計測 -- 75
❺ バイタルサイン測定 -- 82
❻ 体温管理 -- 88
❼ 呼吸管理：吸引、無呼吸時の対応 -- 95
❽ 検査の介助 --- 103
❾ 薬剤投与・輸液管理 --- 111

Contents

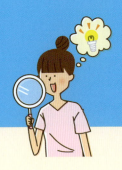

{ 赤ちゃんの日常のケア }

- ⑩ 清拭・沐浴（スキンケア） ---- 118
- ⑪ おへそのケア ---- 128
- ⑫ 母乳育児支援 ---- 133
- ⑬ 哺乳瓶授乳の介助 ---- 141
- ⑭ 胃チューブの管理 ---- 146
- ⑮ 十二指腸チューブ（EDチューブ）の管理 ---- 154
- ⑯ 排泄ケア（オムツ交換・浣腸） ---- 161
- ⑰ 抱っこ、あやし（ホールディング） ---- 168
- ⑱ 体位変換 ---- 175
- ⑲ ポジショニング ---- 182
- ⑳ カンガルーケア ---- 188

{ 特別企画 }

- ❶ 早産児（在胎30週）の入院から退院までの流れ ---- 194
- ❷ 疾患（TTN）のある児の入院から退院までの流れ ---- 196

●索引 ---- 198

執筆者一覧

編著

豊島万希子	とよしま・まきこ	神奈川県立こども医療センター、新生児集中ケア認定看護師
中野幸子	なかの・さちこ	北里大学病院、新生児集中ケア認定看護師
古都美智子	ふるいち・みちこ	横浜労災病院、新生児集中ケア認定看護師

執筆

1章 新生児看護で大切なこと、赤ちゃんの生理的特徴

①	天願 愛	てんがん・あい	東京大学医学部附属病院NICU主任副看護師長、新生児集中ケア認定看護師
②	鈴木由芽	すずき・ゆめ	自治医科大学小児科学講座助教
	河野由美	こうの・ゆみ	同学内教授
③	吉野菜穂子	よしの・なおこ	横浜市立大学附属市民総合医療センターNICU、新生児集中ケア認定看護師
④	浦島あゆみ	うらしま・あゆみ	東京都立墨東病院NICU病棟副看護師長、新生児集中ケア認定看護師
⑤	柴崎 淳	しばさき・じゅん	神奈川県立こども医療センター新生児科医長
⑥	佐藤律子	さとう・りつこ	神奈川県立こども医療センター中央手術室看護科長、家族支援専門看護師

2章 赤ちゃんの日常のケア・まず押さえたい20のポイント

①	大澤純子	おおさわ・じゅんこ	八戸市立市民病院医療安全管理室、感染管理認定看護師
②	兼次洋介	かねし・ようすけ	釧路赤十字病院小児科部長
	太田英伸	おおた・ひでのぶ	静和会浅井病院精神科／国立精神・神経医療研究センター精神保健研究所睡眠・覚醒障害研究部
③	有光威志	ありみつ・たけし	慶應義塾大学医学部小児科助教
④⑤	茂木美千代	もぎ・みちよ	杏林大学医学部付属病院NICU/GCU、新生児集中ケア認定看護師
⑥	西 江利子	にし・えりこ	東海大学医学部付属病院NICU病棟主任、新生児集中ケア認定看護師
⑦	岩浅留美子	いわさ・るみこ	北海道大学病院NICU・GCUナースセンター、新生児集中ケア認定看護師

⑧ 菊池一仁　きくち・かずと　　杏林大学医学部付属病院NICU/GCU、新生児集中ケア認定看護師

⑨ 星　恵美子　ほし・えみこ　　宮城県立こども病院新生児病棟、新生児集中ケア認定看護師

⑩ 山﨑紀江　やまざき・としえ　　長野県立こども病院看護部師長、皮膚・排泄ケア認定看護師

⑪ 城　裕之　しろ・ひろゆき　　横浜労災病院副院長／こどもセンター長

⑫⑬ 平林奈苗　ひらばやし・ななえ　　北里大学病院周産母子成育医療センター小児病棟主任、母性看護専門看護師

⑭ 前　いずみ　まえ・いずみ　　福岡市立こども病院NICU、新生児集中ケア認定看護師

⑮ 下風朋章　しもかぜ・ともゆき　　神奈川県立こども医療センター新生児科

⑯ 久保田　藍　くぼた・あい　　さいたま市立病院周産期母子医療センターGCU、新生児集中ケア認定看護師

⑰ 小堤恵梨　こづつみ・えり　　横浜労災病院NICU病棟、新生児集中ケア認定看護師

⑱ 小川慶華　おがわ・けいか　　日本大学医学部附属板橋病院NICU・GCU、新生児集中ケア認定看護師

⑲ 松波智郁　まつなみ・ともか　　神奈川県立こども医療センター医療技術・発達支援局発達支援部理学療法科、理学療法士

⑳ 井上裕美　いのうえ・ゆみ　　愛仁会高槻病院NICU、新生児集中ケア認定看護師

　 谷山純里　たにやま・じゅり　　同NICU

特別企画

● 早産児（在胎30週）の入院から退院までの流れ
　　小谷志穂　こたに・しほ　　大阪母子医療センター新生児棟主任、新生児集中ケア認定看護師

● 疾患（TTN）のある児の入院から退院までの流れ
　　加藤しおり　かとう・しおり　　JA愛知厚生連安城更生病院新生児センターNICU/GCU、新生児集中ケア認定看護師

新生児看護で大切なこと、赤ちゃんの生理的特徴

1章

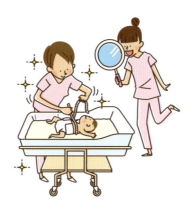

{新生児看護で大切なこと}

1 これから赤ちゃんの ケアを行うあなたへ

東京大学医学部附属病院NICU主任副看護師長、新生児集中ケア認定看護師　**天願　愛**　てんがん・あい

赤ちゃんの身体的・心理的特徴を踏まえてケアを行う

　新生児看護で忘れてはならないこととして、赤ちゃんは言語で自分の気持ちを伝えられないことが挙げられます。大人と違って自分で苦痛を訴えることができない上に、侵襲に対して敏感でストレスを感じやすいといわれています。看護師はその特徴を理解し、ケアを行っていく必要があります。

　生まれて間もない赤ちゃんは、まだ生活リズムが定まらず、おっぱいを欲しがって泣いたり、おしっこやうんちでオムツが汚れたことを泣いて教えてくれます。泣きの強弱に、赤ちゃんの感情がしっかり表れています。赤ちゃんが泣くことで両親とのコミュニケーションが徐々に成り立っていくことは家族になるための大切なプロセスです。両親は、「お腹すいたの？　ミルクにしようね」「オムツが汚れて気持ち悪かったね、今きれいにするからね」など、赤ちゃんへ話し掛けながらお世話をすることで、わが子への愛着形成を深めます。泣きの意味を理解しないままでは、なかなか泣き止ませることができないこともあります。泣き止まないことで、大人が焦ってしまう気持ちも赤ちゃんには伝わってしまいます。赤ちゃんに関わるときは、焦らず、おおらかな優しい気持ちで関わっていくことも大切なことです。私たち新生児看護に関わる看護師も同じように、入院する赤ちゃんの泣き声に心を寄せて、赤ちゃんを「ひとりの人」として認め、ケアを行っていくことを大切にしていきたいです。

赤ちゃんの声、ことばに耳を傾ける

　医療者の中で、看護師は赤ちゃんと両親にとって一番近い存在として関わることが多いです。そのため、オムツ交換などの日常的なケアや、気管吸引などの医療的ケアの際に、赤ちゃんの表情やしぐさ、泣き声、活気などの反応の違いを感じ取る感性も必要です。また、面会中の両親の心情を察して両親へタッチングをすすめたり、一緒にオムツ交換を行

ったり、赤ちゃんの表情やしぐさ、活気を感じ取り、両親とケアを共有する場面が多くあります。

　赤ちゃんは、感情を言葉ではなく、泣き声、笑い声、表情、しぐさ、動作で表現します。
　赤ちゃんの反応をキャッチして、自然と赤ちゃんに話し掛けられる環境をつくることや、両親の思いに寄り添うことは、赤ちゃんにとって安全で安楽な環境の確保につながります。そんな毎日の繰り返しは、両親が赤ちゃんの変化を感じとる観察力となって、異常の早期発見につながることもあります。わずかな変化でも赤ちゃんには重症化につながることも多くあります。何か変だなと感じる場面は注意深く観察し、適切な対応が必要です。医療者、家族が共に安全で安楽な赤ちゃんの環境をつくっていくことが大切です。

ナースは赤ちゃんの代弁者、「今の体験」が未来に関わる

　入院を余儀なくされる赤ちゃんは、母親や父親、そのほかの家族から離れて過ごすことになります。赤ちゃんの養育者は家族であり、母親のお腹の中にいるころから赤ちゃんはその家族の一員です。赤ちゃんは自分の意思で思いを伝えることができないため、治療の承諾や説明を受けた上での意思決定は、代諾者である両親によって代理決定が行われます。その際には「赤ちゃんにとっての最善の利益」を最優先に考えることが大前提になります。また、ケアする際に看護師は無意識に無言で関わってしまうことがあります。赤ちゃんを「ひとりの人」として捉え、「生きる権利」「守られる権利」「育つ権利」「参加する権利」それぞれの意味を考えながら関わっていくことが、赤ちゃんの権利擁護につながることになります。例えば赤ちゃんが泣いている状況では、「お母さん、赤ちゃん泣いているから安心できるように抱っこしてあげましょう」「お母さんの声が聞きたいのかな？」と、お母さんに優しく話し掛けてみてください。「お腹の中にいるときから聞いていた声だから安心するね」など、赤ちゃんの気持ち、両親の気持ちを言葉にしていくことも大切なケアです。

これから赤ちゃんのケアを行うあなたへ

　赤ちゃんは、小さな身体で一生懸命に生きる姿から、私たちにたくさんのことを教えてくれます。命の尊さ、両親のわが子に向けられた無償の愛、赤ちゃんの持つ生命力など、教科書では学べないことがたくさんあります。実体験が看護師の人生観にも大きく影響す

ると思います。
　新生児看護は、赤ちゃんを中心とした新しい家族が形成されていくスタートラインに関わることができ、たくさんの貴重な経験をすることができます。それは、自分自身の看護師人生においても、きっと素晴らしい財産になります。これから始まる自分自身の看護師としてのスタートを新生児看護で開始できることはとても幸運だと思います。不安や期待など、さまざまな思いを抱きながら配属になった方々と同じように、かつて私もそう思っていました。このケアは赤ちゃんにとって最適なケアなのか、赤ちゃんは心地よいと感じてくれているだろうか？　家族の思いはどうなのだろうか？……と今も日々考えることばかりです。
　赤ちゃんは言葉で気持ちを伝えられません。声なき思いを読み取ることは容易ではありません。しかし、日々のケアを通して、赤ちゃんの生命力に鳥肌が立つほど感動することもたくさんあります。新生児看護は、その奇跡に寄り添えることが魅力なのかもしれません。心を込めて一生懸命ケアしていた赤ちゃんが亡くなることもあります。何もしてあげられなかった、楽しい思い出を作ってあげられなかったと赤ちゃんを思い、家族の気持ちを思い涙することもあります。私たち看護師は、赤ちゃんと家族から本当に多くのものを学ばせていただいていると思います。

NICU・GCU とは？

●NICU

　最近ではテレビドラマなどで取り上げられることもあり、社会的に認知されるようになりましたが、まだまだ知られていないこともたくさんあります。NICU とは、Neonatal Intensive Care Unit の略で、新生児に特化した集中治療室のことです。新生児特定集中治療室とも呼ばれます。厚生労働省によって NICU の施設基準が定められています。
　NICU で診療する赤ちゃんの対象は、早産児、低出生体重児（出生体重＜2,500g）、極低出生体重児（出生体重 1,000～1,500g）、超低出生体重児（出生体重＜1,000g）、呼吸器疾患児、先天性心臓疾患児、先天奇形を有する児、感染症疾患児、消化器疾患児、新生児仮死などが挙げられます。24 時間体制で新生児高度医療が行われており、日夜を問わず、早産児や低出生体重児、または何らかの疾患のある赤ちゃんが入院し、精密検査や治療が行われます。入院する赤ちゃん 3 人に対して看護師 1 名が担当する看護体制です。NICU は、新生児高度医療の場というだけではなく、新しい家族の誕生を支える大切

な場所でもあります。

●GCU

　GCUはGrowing Care Unit略です。NICUの後方病床として、NICUで急性期を経て状態が安定した赤ちゃんや、退院が近い赤ちゃんが入院しています。GCUでは退院に向けた家族への支援が主な役割となります。赤ちゃんの出生時からの経過や疾患により、育児指導もさまざまです。呼吸を補うために在宅での酸素管理が必要な赤ちゃん、消化器疾患のため経管栄養が必要な赤ちゃん、心臓の手術を控え体重増加を自宅で待つ赤ちゃんなど、さまざまな状況にある赤ちゃんとその家族が、不安なく自宅での生活を迎えることができるよう支援します。

NICU・GCUの看護師の役割とは

　NICUの看護師には、入院する赤ちゃんへの必要な治療や処置の際に起こり得る痛みなどの侵襲を、最小限に・安全に行うことが求められます。NICUに入院する赤ちゃんは未熟性が強く、小さく、脆弱です。予備能力も少なく、私たちの行うケア一つが全身状態に影響を及ぼすこともあります。

　また、赤ちゃんの脳は急速な発達の途中にあり、感受性の高い状況にあるといわれています。従って、その発達においてマイナスの刺激にならないように配慮する必要があります。そのためには繊細で細やかなケアが求められます。愛情とやさしさを備えたケアが全ての基本となり、それは新生児の後遺症のない生存につながります。

　赤ちゃんは、言葉で訴えることができません。言葉を発しない赤ちゃんのサインを読み取り、ケアを提供していくことが求められます。NICUは、両親が赤ちゃんを家族として迎え入れ、愛情を注ぎ、家族の形を形成していく場としても重要な空間です。NICU看護師には、家族のスタートを見守り、サポートしていく重要な役割もあります。

　GCU看護師については、NICUでの急性期を過ぎ、安定期を迎えた赤ちゃんの退院を見据えた育児支援など、家族を対象とした看護の提供が主な役割となります。NICUでの長期入院を経て、GCUでの入院期間中に退院が具体的になると、両親は新たな不安を抱えます。そのため、家族背景を捉え、両親の思いに寄り添いながらのさまざまなアプローチが必要となります。具体的には、赤ちゃんの体の特徴についての理解を促し、沐浴指導、授乳指導、日々の生活リズムの調整などの育児支援を行います。赤ちゃんの生活に必要な物品や環境の準備、退院後の生活が具体的にイメージできているか確認することも必要で

す。両親が心身ともに健康な状態で、自信を持って育児に向き合えるように支援していくことが、最も大切な役割とあると考えています。

特殊な治療の理解と、適切なケアの必要性

　NICUに入院する赤ちゃんは、在胎週数や日齢、出生体重、疾患や日々の経過により、輸液の組成や母乳栄養の量などが個々に違い、微量な計算や確認が必要になります。看護師は、医師の指示を確認してこれらを準備しますが、この量は赤ちゃんに妥当な量なのか、なぜこの薬剤が使われるのか、何のために使用されるのか、など考えながら準備することも重要です。わずかな違いでも赤ちゃんが受ける影響は大きく、取り扱いは慎重に行わなければなりません。また、新生児医療に特化した医療機器や、保育器、人工呼吸器、輸液ポンプ、生体モニターなどの多種類の医療機器を取り扱う場面も多くあり、看護師にも専門的な知識が求められます。

チーム医療で赤ちゃんを守る：胎児期〜成育期に至るまで、入院〜退院後を見据えて

　NICUと産科は常に連携が必要です。母親の情報を正確に把握することで、出生してくる赤ちゃんの状況を予測できます。また、母親が赤ちゃんに対して不安を強く感じている場合や、長期安静入院となっている場合などは、必要に応じて医師と共にペリネイタルビジットや、NICU看護師による産前訪問を行い、出産前からフォローしていくことも重要なケアです。入院から退院までの継続した関わりは、産科、NICU、GCU、小児科などの連携によるチーム医療で成り立っています。NICU内はもちろん、他科との連携によるチーム医療で赤ちゃんの成長をサポートしていく必要があります。

{赤ちゃんの特徴を知る}

2 赤ちゃんの成長・発達を知る

自治医科大学小児科学講座助教　**鈴木由芽**　すずき・ゆめ
同学内教授　**河野由美**　こうの・ゆみ

胎芽期・胎児期の器官形成

　妊娠は、排卵された卵子と精子が受精して受精卵になり、子宮に着床して成立します。母親の最終月経の初日を在胎0日として、出生予定日は在胎40週0日です。在胎5週以降10週未満を胎芽期といい、胎児の中枢神経系、心臓血管系、消化器系、泌尿器系、呼吸器系、感覚器系の主要な器官の形成が始まります。

　在胎10週以降を胎児期といい、各臓器の形態と機能が成熟していく時期です[1]。器官ごとにみると、中枢神経系は、在胎4週ごろに外胚葉から発生した神経板が神経管になり、頭側には脳と脳室、尾側には脊髄が形成されます。

　心臓は、在胎6週に拍動を開始し、9週ごろまでに2心房2心室に分かれます。消化管は、在胎7週ごろにいったん腹腔外に脱出して生理的臍帯ヘルニアとなり、12週までに腹腔内に戻ります[1]。

　泌尿器系は、在胎7週に永久腎となる後腎が発生し、10週に排泄機能を持つようになります。同時にネフロンの形成が始まり、出生時に完了します。呼吸器系は、在胎6週から気管の形成が始まり、分枝を繰り返して出生後に完成します[1]。肺は段階的に成熟し、在胎34週には肺胞に相当するものが存在するようになります。

胎児の成長と発達

　胎児の成長は3相に分けて考えられています。第1相では細胞数が増加し、第2相では細胞が大きくなり、第3相では細胞が大きくなることに加え、脂肪やグリコーゲンが沈着します[2]。

　妊婦健診ではエコー検査で胎児推定体重を算出し、「胎児体重の妊娠週数ごとの基準値」を元に、体重－1.5 SD以下を胎児発育不全（fetal growth restriction；FGR）と診断します（図1）[3]。FGRは、さらに頭囲の成長障害の有無により、symmetrical FGRとasymmetrical FGRに分類されます[2]。

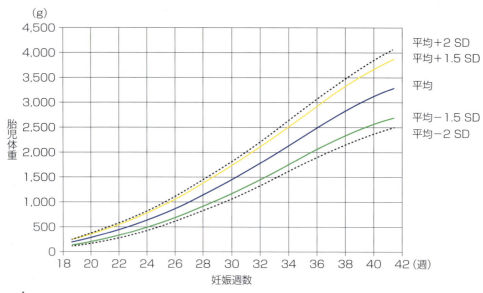

図1 胎児体重の妊娠週数に対する回帰曲線（文献3より一部改変）

表1 胎児発育不全の原因（文献4より引用）

母体因子	胎盤因子	胎児因子
・妊娠高血圧症候群 ・腎疾患 ・膠原病（SLEなど） ・抗リン脂質症候群 ・糖尿病（重症） ・甲状腺疾患 ・低酸素血症を伴う呼吸器疾患 ・チアノーゼ性心疾患 ・喫煙 ・アルコール摂取 ・低栄養 ・催奇形性のある薬剤	・前置胎盤 ・多胎妊娠 ・胎盤梗塞 ・胎盤血腫 ・胎盤腫瘍 ・臍帯辺縁・卵膜付着 ・胎盤モザイク	・染色体異常 ・遺伝疾患 ・奇形症候群 ・感染症：TORCH症候群など

　FGRの原因には、母体因子、胎盤因子と胎児因子があります（表1）[4]。symmetrical FGRは頭囲も含めて小さく、染色体異常や感染症などの胎児因子が原因と考えられます。asymmetrical FGRは頭囲の成長は維持されており、胎児胎盤循環不全が原因と考えられます[2]。

　胎児は、エコー画像による研究により、胎外環境に適応する準備をして生まれてくることが分かってきています。胎児および早産児について、睡眠覚醒のリズム、反射および運

表2 胎児、早産児の発達

在胎週数	胎児	早産児
9週	触覚刺激に明確な反応を示す	
11週	眼瞼の刺激で顔をしかめる反射	
12～13週	バビンスキー反射、把握反射	
16週	顔面の刺激で顔をしかめながら頭をのけぞらせる反射	
17週	羊水を飲み込む動き	
21週ごろ	REM睡眠とnon-REM睡眠のサイクルの出現	
22週	吸啜反射	
23～24週	光に対して顔を背ける反応	出生時に啼泣反応
26週	音に対して胎動や心拍数の変化	疼痛に反応して啼泣
29週		光に対する瞬目反応
30週	覚醒期が出現	空腹や不愉快な環境に対して泣く
32週		物に対する注視

（文献5より作成）

動、感覚系の発達を表2[5]に示します。

新生児の成長と発達

新生児は、出生時の体格と成熟度で在胎週数を推測することができます。新生児の在胎期間別出生時体格標準値を、図2[6]に示します。出生体重は、性別、初産・経産での違いがあり4種類の曲線がありますが、身長と頭囲については1種類です[6]。

出生体重が標準値の10％タイル値以上90％タイル値未満の児は、在胎相当体重（appropriate for date；AFD）児、出生体重および身長が標準値の10％タイル値未満である児は在胎不当過小（small for date；SFD）児、出生体重および身長が標準値の90％タイル値以上である児は在胎不当過大（large for date）児といいます。その他に、出生体重のみが標準値の10％タイル値未満であるlight for date児、標準値の90％タイル値以上であるheavy for date児が定義されています。

新生児の成熟度の判定には、皮膚、耳介、乳房、外陰、足底の外表所見と、筋の緊張度と関節の柔軟度からなる神経学的所見を合わせて判定するDubowitz法や、それを簡便化したNew Ballard法が用いられます[5]。

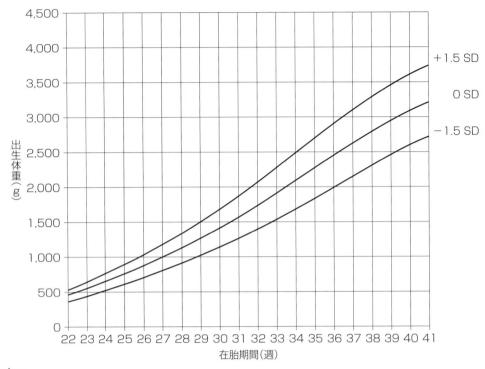

図2 在胎期間別出生体重標準曲線：男児・初産（文献6より引用、一部改変）

　新生児期の成長は、生後数日の間に出生体重の3〜8％の生理的体重減少が見られ、日齢3〜5ごろから体重が増え始めます[5]。生理的体重減少の程度や出生体重に戻るまでの期間は、在胎期間、出生体重や出生時の体格により異なります。

　新生児期から3カ月ごろまでの体重増加は1日25〜30gですが、母乳の場合は人工乳よりも体重増加が緩やかです。早産児の成長は、在胎期間別出生時体格標準値（図2）を用いて、日々の身体測定値をSD（標準偏差）スコアとして経過を追うことにより、標準との比較ができます。

　身長、体重、頭囲のSDスコアは、いったん減少した後に修正30週ごろに横ばいになり、その後に増加します（図3）[7]。NICU退院時の体格については、在胎期間が短いほど在胎期間別出生時体格標準値（図2）の10％タイル値に満たない、子宮外発育不全（extrauterine growth restriction：EUGR）の児の割合が多いことが分かっています。

　子宮外発育不全は、長期的な身体発育、精神運動発達と関連すると考えられており、これを避けるために生後早期から超早期授乳、静脈栄養と母乳強化栄養を併用する積極的栄養管理が普及しています[8]。

　早産児のNICU退院後の成長の評価は、おおむね2歳未満では修正年齢を用いて行い

第1章：新生児看護で大切なこと、赤ちゃんの生理的特徴

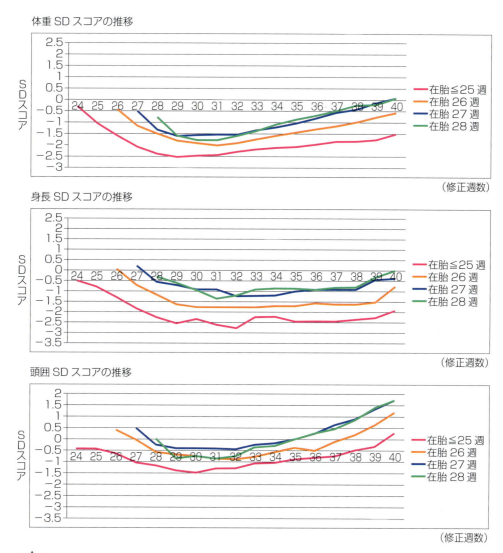

図3 超早産児のSDスコアの推移（文献7より引用）

ます。体重、身長、頭囲が年齢相当の発育値の−2SD（または3%タイル値）を超えることをキャッチアップといいます。2〜3歳ごろまでに多くの児はキャッチアップしますが、在胎期間が短いSFD児では、キャッチアップしないこともあるので注意が必要です。

新生児は、出生時にはすでに目の前のものを注視する視力、聴力、味覚、嗅覚、触覚、痛覚を備えていると考えられています[5]。新生児期に見られるモロー反射、吸啜反射、把握反射などの原始反射が、中枢神経系の成熟により生後3〜6カ月で消失すると、複雑な運動により目的を達成できるようになります。

生後3カ月ごろには頸定して追視をするようになり、睡眠覚醒のリズムが安定します。

生後4カ月ごろにはあやすと反応して笑うようになります[5]。早産児の発達は、成長の評価と同様に修正年齢を用いて行います。

　歩行開始までの運動発達の達成時期は、修正年齢を用いた評価でも正期産児よりも1〜2カ月遅くなります[9]。フォローアップの外来では、養育者に運動発達を促す関わり方を分かりやすく説明し、日常生活の中で実践するよう指導します。

Q. 早産の赤ちゃんの成長と発達の特徴を教えてください。

A. 小児期を通して小柄で、在胎期間が短いほど発達に問題を来すリスクが高くなります

　早産の赤ちゃんは、在胎期間が短いほどNICU入院中から体格が標準値より小さく、NICU退院後も小児期を通じて小柄です。NICU入院中は積極的栄養管理と日々の身体発育の評価を行い、NICU退院後のフォローアップでは成長のスピードとキャッチアップを確認します。SFD児はAFD児に比べてキャッチアップ率が低く注意が必要です。急激にキャッチアップする場合も、成人期の生活習慣病との関連が指摘されているため注意が必要です。

　早産の赤ちゃんは、在胎期間が短いほど言語や運動発達、行動面の発達に問題を来すリスクが高くなります[10]。NICUの環境や処置によるストレスは、早産の赤ちゃんの発達に悪い影響を及ぼしている可能性が考えられています。早産の赤ちゃんの感受性の高い脳を守り発達を促すために、NICUの光や音の環境の調整、ポジショニングやタッチケアなどの新生児の発達を促すケアを行う必要があります[5]（2章2〔p.63〕、2章3〔p.68〕参照）。

引用・参考文献

1) 谷垣伸治ほか．"胎児の発達・発育－初期"．周産期医学必修知識．第8版．周産期医学46巻増刊．東京，東京医学社，2016, 402-4.
2) 杉田洋佑ほか．"胎児発育不全"．前掲書1. 2016, 409-11.
3) 日本超音波医学会．「超音波胎児計測の標準化と日本人の基準値」の公示について．J. Med. Ultrasonics. 30（3），2003, J415-40.
4) 田中利隆ほか．胎児発育不全とその分娩管理．産婦人科治療．101（5），2010, 511-9.
5) 仁志田博司ほか．"発育・発達とその評価"．新生児学入門．第5版．東京，医学書院，2018, 24-37.
6) 板橋家頭夫ほか．日本小児科学会新生児委員会報告．新しい在胎期間別出生時体格標準値の導入について．日本小児科学会雑誌．114（8），2010, 1271-93.
7) 小林梢ほか．早産低出生体重児におけるNICU入院中の身体測定値SDスコアの推移に関する検討．日本未熟児新生児学会雑誌．27（1），2015, 77-83.
8) 宮沢篤生．身体発育：新生児期の栄養法は関係しますか．周産期医学．48（9），2018, 1174-6.
9) 河野由美ほか．育児不安軽減を目的とした低出生体重児の運動発達指標の作成．小児保健研究．64（2），2005, 258-64.
10) Kato, T. et al. Associations of preterm births with child health and development : Japanese population-based study. J. Pediatr. 163（6），2013, 1578-84.

{赤ちゃんの特徴を知る}

③ 赤ちゃんの呼吸・循環を理解する

横浜市立大学附属市民総合医療センターNICU、新生児集中ケア認定看護師　**吉野菜穂子**　よしの・なおこ

はじめに

　呼吸と循環はとても密接に関わっており、病態の理解が予測性を持った観察や適切なケアにつながります。ここでは、呼吸、循環、母体疾患の影響を中心に、新生児の特徴と出生直後から数日の新生児に起こりやすい疾患の観察とケアのポイントを紹介したいと思います。

Q. 赤ちゃんの呼吸機能の特徴に気道が細く柔らかいとありますが、どのようなことに気を付けたらよいでしょうか？

A. 1回の呼吸努力が大きく、閉塞などが起こりやすいため、呼吸数を多くして換気を保つ必要があります。

　気道が細く柔らかいということは、空気を吸い込める量が少なく、「機能的残気量」が少ない状態です。「機能的残気量」とは、息を吐いた後に肺や気管に残っている空気の量です。それが少ないと、次の呼吸に使える予備が少なくなります。そのため1回の呼吸努力が大きく、呼吸数を多くして換気を保つ必要があります。また、気道が潰れやすく、詰まりやすいともいえます。

　経鼻的持続陽圧呼吸法（nasal continuous positive airway pressure；n-CPAP）では、上気道を常に陽圧に保つことで機能的残気量を増やし、気道の閉塞を予防するとともに呼吸の負担を軽減できます。

　また、いわゆる正常新生児でも、嘔吐や首の屈曲などから容易に気道閉塞を起こしやすいという特性があります。そのため、新生児心肺蘇生法（neonatal cardiopulmonary resuscitation；NCPR）の初期処置にあたる、気道の開通と体位保持（図1）は常

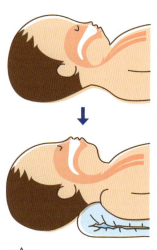

図1　気道の開通と体位保持

に必要なケアとなります。

　たとえば初期嘔吐は頻繁に見られることですが、そのときも呼吸ケアは重要です。呼吸ができているか観察し、チアノーゼが出現した場合は、皮膚刺激や吸引が必要になることも念頭に置きましょう。度重なる嘔吐を予防するために、落ち着いたら排気や胃チューブから脱気をする、首が屈曲し過ぎないよう気をつけ側臥位を保つのもよいでしょう。

Q. 呼吸調整機構が未熟だと、どのようなことが起こりますか？

A. 新生児特有の無呼吸発作を引き起こします。

　呼吸調整機構の未熟は新生児特有の無呼吸発作を引き起こします。無呼吸発作は20秒以上の呼吸停止、もしくは呼吸停止により酸素飽和度の低下や徐脈が起こった場合をいいます。

　吸引で迷走神経を刺激してしまった場合や啼泣後に、突然呼吸を止めデサチュレーション（酸素飽和度の低下）を起こす場面は、NICUでしばしば経験することです。啼泣により低二酸化炭素血症となったことで、呼吸中枢が抑制され呼吸を止めてしまうことで起こります。しかし、その後に低酸素になった場合、本来、呼吸中枢は刺激されるはずですが、新生児は低酸素によりさらに呼吸が抑制され、自力で呼吸が再開できない状況に陥ります。

　最近では新生児室管理や母子同室中も、生体情報モニターを導入している施設も増えていると思います。常にモニタリングが適切になされていることを確認し、なだめのケアを行うことが重要です。

　また早産児では、腹部膨満の予防、体温変動の少ない体温管理、良肢位を保った安楽なポジショニングや、疲労・ストレスの軽減など、児の呼吸負荷を軽減し、安定した睡眠のリズムが得られるようケアすることも重要です。

Q. 新生児一過性多呼吸（TTN）になりやすいのはどのようなときですか？

A. 帝王切開では産道での肺の圧迫がないことなどで、また新生児仮死では呼吸確立の遅れによって起こりやすくなります。

第1章：新生児看護で大切なこと、赤ちゃんの生理的特徴

新生児一過性多呼吸（transient tachypnea of the newborn；TTN）は、出生後に肺水の吸収が遅れ、肺胞周囲の間質腔に水分が残ることで肺胞が開きにくいために起こる呼吸障害です。そのため呼吸数を増やして換気量を保つ必要があります。

在胎週数にかかわらず、どの児にも起こり得る疾患でもあります。出生時に児の体内では陣痛や分娩のストレスからステロイドやカテコラミンが分泌され、肺水の吸収が始まりますが、帝王切開ではこの過程や産道での肺の圧迫がないことから、TTNが多くなると考えられています。

新生児仮死では十分な呼吸の確立が遅れることで、TTNになりやすいといえます。静脈圧の上昇により肺水の吸収が阻害されやすい多血や胎児水腫などでもリスクが上がります。

Q. 新生児一過性多呼吸（TTN）の児を担当します。何に気をつけてケアをすればいいですか？

A. 次の4つの点に注意してケアを行ってください。

①換気障害（低酸素血症、高二酸化炭素血症）の改善、低体温の予防、痛みや啼泣を軽減することで肺動脈圧が下がり肺血流量が増加します。それらも肺水の吸収を促す大切なケアです。

②必要時は口鼻腔吸引を行い気道の確保に努めます。過度の刺激とならないよう注意が必要です。

③温め過ぎによる高体温は、酸素消費を増加させ多呼吸を助長することになります。高体温を予防するため適宜体温を測定し、体温を調整しましょう。

④TTNは時間とともによくなるはずです。しかし、努力呼吸・多呼吸が改善しないときや、酸素需要が増加するときは注意が必要です。尿量が少ない場合や、血圧が十分保たれていない場合は、呼吸状態がさらに悪化する可能性があることを念頭に置いて観察をしましょう。

Q. これから出生する早産児を担当します。呼吸窮迫症候群の可能性があると言われました。どのようなことに注意すればよいですか？

A. できるだけ早く人工肺サーファクタントを挿管チューブから投与して換気障害の改

善を図り、肺損傷を予防しましょう。

　呼吸窮迫症候群（respiratory distress syndrome；RDS）は、肺サーファクタントの分泌不足により肺胞が虚脱しやすくなる呼吸障害です。虚脱した肺胞を広げることができず、強い陥没呼吸を伴います。また、肺胞が虚脱すると人工呼吸を開始しても強い圧をかけなければ換気ができません。そのためRDSでは、生後できるだけ早く人工肺サーファクタントを挿管チューブから投与し、換気障害の改善を図ること、肺損傷を予防することがとても重要になります。

　出生後に蘇生や治療を行う際の役割分担や流れは施設により異なります。分娩室での蘇生の介助を産科スタッフが担当する施設もあれば、NICUスタッフが入る施設もあります。また、人工肺サーファクタントの投与やルート確保を分娩室（手術室）で行う施設もあれば、挿管後にNICUに搬送してから治療や処置を行う施設もあります。自施設での蘇生からNICU入室までの流れや役割分担を把握してから臨みましょう。

Q. 人工肺サーファクタントを投与する時の看護師の役割は何ですか？

A. 次の4つの点に注意してケアを行ってください。

①人工肺サーファクタント投与後は、吸収されるまで6時間程度、気管吸引を控えるのが一般的です。投与前には、必ず気管吸引の必要がないか確認しましょう。

②人工肺サーファクタントを肺野全体に注入することが重要です。投与の介助（図2）を行うときは、事前に挿管チューブの固定がしっかりできているか、医師がどのような順番で体位変換して投与する予定かを確認しましょう。また、体位変換時にはストレスをかけないハンドリングを心掛け、計画外抜管にも注意しましょう。

③人工肺サーファクタント投与後は、劇的に換気が改善することが多いです。その

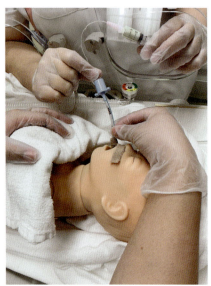

図2　人工肺サーファクタント投与の介助

後に、呼吸器条件や酸素投与量を適宜下げる必要があります。特に、過換気による低二酸化炭素血症（脳血管抵抗の上昇）で引き起こされた脳室周囲白質軟化症（periventricular leukomalacia；PVL）を予防すること、胸腔内圧上昇による静脈灌流障害から来る低血圧を予防することが重要になります。

　そのためには、経皮二酸化炭素分圧（transcutaneous carbon dioxide pressure；tcpCO$_2$）モニターを人工肺サーファクタント投与前から装着することや、1回換気量の変化の把握、強制換気時の胸郭の動きの変化の観察が重要です。また、過剰な酸素投与を避けるため、酸素投与量を調整することも必要です。在胎週数により目標とする酸素飽和度が異なるので、医師に児の目標値を確認しましょう。

④人工肺サーファクタント投与後、酸素飽和度の低下などが起こった際に、担当以外のスタッフが対応する可能性もあります。吸引禁忌中であることが、他のスタッフや次の勤務者にも分かるよう工夫することも必要です。当施設では、人工肺サーファクタント投与6時間後の時間を、ベッドサイドに掲示するようにしています。

Q. 新生児一過性多呼吸（TTN）、呼吸窮迫症候群（RDS）以外に呼吸障害の原因はありますか？

A. 次の5つの症状から疾患を考えましょう。

　母親の妊娠経過、特に羊水過多や羊水過少の有無、基礎疾患と内服薬の把握、分娩状況などから、児に起こり得る呼吸障害を予測することが重要です。

①呼吸する力が弱い

　母体が使用している薬物の影響（内服薬や over dose、全身麻酔下での出生）、重症新生児仮死に続発する筋緊張の低下、筋神経系疾患などが考えられます。

②感染症がある

　子宮内感染による肺炎など。

③肺低形成

　長期間の破水や児の腎機能に問題があり羊水過少の状態であった場合や、横隔膜ヘルニアや胎児胸水など、胎内で肺が圧迫される状態であった場合など。

④気道に問題がある

　鼻腔狭窄、気道狭窄、食道閉鎖症など。

⑤空気漏出症候群（エアリーク）・気胸など。蘇生術を受けたとき。

Q. 胎児循環から新生児循環への変化はどのようなものですか？

A. 血圧の上昇、肺循環の確立、動脈管の閉鎖などが起こります。

①血圧の上昇

　出生後に臍帯から離断すると、胎盤への血流が途絶え、体血管抵抗は急激に増加し、血圧が上昇します。

②肺循環の確立

　胎児循環（図3 ⓐ）の特徴は、肺に血流がほとんどないことです。これを「肺血管抵抗が高い」といいますが、肺の血管が収縮しているため血液が流れにくい状態

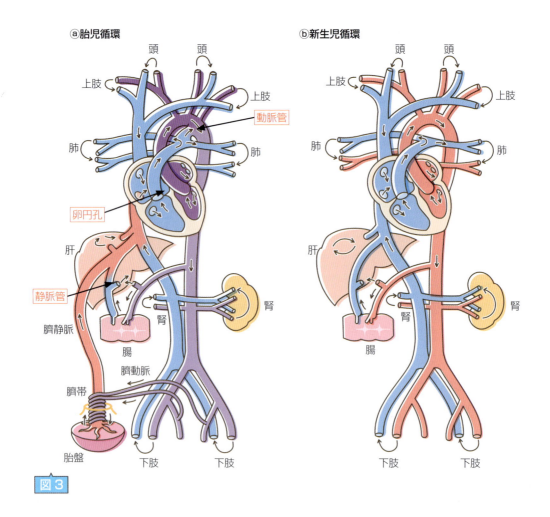

図3

第1章：新生児看護で大切なこと、赤ちゃんの生理的特徴

を示します。胎児期は体血圧より肺血圧の方が高く、主に卵円孔や動脈管を使い、肺血管を使わずに血液が循環しています。

肺血管の収縮を維持する大きな要因は、母親の胎内が低酸素状態であることです。出生後は呼吸が確立し酸素が多く取り込まれることで肺血管抵抗が下がり、肺動脈への血流が増加します。また、肺静脈から左心房への血流が増えることで左房圧が上昇し、卵円孔と動脈管が閉鎖し、肺循環が確立します。肺血管抵抗が成人と同じレベルまで下がるには、正常新生児でも約2週間かかるといわれています。

③動脈管の閉鎖

呼吸の確立と肺への血流増加により酸素飽和度は劇的に上昇します。それにより動脈管の平滑筋が収縮して動脈管が閉鎖します。

このように出生後に胎児循環から新生児循環（図3 ⓑ）に移行するには、呼吸の確立が非常に重要になります。

④新生児遷延性肺高血圧症（PPHN）

重度の呼吸障害に陥りやすい疾患（重症新生児仮死や胎便吸引症候群、気胸、RDS、横隔膜ヘルニア、肺低形成など）では十分な酸素化が困難となります。すると、肺血管が収縮した状態が長引き（肺動脈圧の上昇）、動脈管が閉鎖しないことで、肺動脈から大動脈へ酸素濃度の低い血液が流れ、高度なチアノーゼが続いてしまいます。これを、新生児遷延性肺高血圧症（persistent pulmonary hypertension of the newborn；PPHN）といいます。この血流は胎児期のもので、出生後も呼吸障害などから新生児循環に移行できない（胎児循環遺残）状態に陥ります。

Q. 心疾患の児に「酸素投与は禁忌」という指示がありました。なぜですか？

A. 動脈管依存性の心疾患や、肺血流増加型の心疾患にとって、O_2 の投与が心不全の進行などを引き起こすからです。

酸素が新生児にもたらす変化は大きく分けて2つあります。「動脈管の閉鎖」と「肺血管の拡張」です。

動脈管の閉鎖は新生児循環への移行にも不可欠なものです。しかし、さまざまある先天性心疾患の中には、動脈管を使って肺への血流、もしくは身体への血流を得る必要があるものがあります。それを動脈管依存性心疾患といい、動脈管が閉鎖し

てしまうと、循環不全になる可能性が高くなります。

　もう一つは、左右シャントにより肺血流が増加しやすい疾患です。肺血管抵抗は呼吸の確立以降、2週間ほどかけて成人と同じレベルまで低下するといわれています。心室中隔欠損（ventricular septal defect；VSD）、総肺静脈還流異常（total anomalous pulmonary venous return；TAPVR）、動脈管開存症（patent ductus arteriosus；PDA）に代表される心疾患では、肺血管の拡張により肺血流が増加することで心不全が進行します。

　酸素禁忌の指示がある場合は、緊急時に自己膨張式バッグが使えるよう準備しましょう。また、疾患によっては禁忌ではなく控える必要がある場合もあります。児の酸素飽和度の目標値などを把握しましょう。

Q. 母親が糖尿病を合併している場合、新生児の観察で注意すべきことは何ですか？

A. 呼吸障害、低血糖、多血症に注意しましょう。

　母親の血糖値が高い場合には、児へも高血糖の血液が送られます。しかし、児は糖尿病ではないので血糖値をコントロールするためにインスリン分泌が亢進し、高インスリン血症が続くことになります。そのため、妊娠中の血糖コントロールが不良であるほど児への影響も大きくなります。母親の血糖値や使用していたインスリンの量、HbA1c、児の推定体重を把握しておくことが重要です。

①呼吸障害

　RDSやTTNの頻度が上がるといわれています。

②低血糖

　高インスリン血症の状態から、出生後に突然母親からの多量の糖の供給が途絶えることで急激に血糖値が低下し低血糖になります。そのため、母親が糖尿病であった場合には、正期産児であっても出生後に血糖値を注意深く観察する必要があります。自施設のプロトコールを把握し、適切な血糖値の測定、低血糖症状の観察に努めましょう。

③多血症

　HbA1cが高くなると、ヘモグロビンと酸素の結合が強くなります。血液が流れて行っても、ヘモグロビンから酸素が離れず組織に酸素が供給されにくくなります。

第1章：新生児看護で大切なこと、赤ちゃんの生理的特徴

そのため組織は低酸素症となりエリスロポエチン分泌（造血作用）を刺激し、多血となります。この多血により児の血液は粘度が増し、心拍出時の心負荷が増します。これにより、心拍出量が低下することを過粘度症候群と呼びます。また、多血により高ビリルビン血症も合併しやすくなります。

引用・参考文献

1) 仁志田博司．"呼吸系の基礎と臨床"．新生児学入門．第4版．東京，医学書院，2013，244-5．
2) 和田芳郎．呼吸器系の適応生理．自発呼吸のスイッチが入るには？．Neonatal Care. 26 (6), 2013　10-7．
3) 新生児医療連絡会編．"ハイリスク児の病態・脳室周囲白質軟化症"．NICUマニュアル．第5版．東京，金原出版，2014，327-9．
4) 長和俊．"呼吸窮迫症候群"．Neonatal Care. 31 (9), 2018, 6-11．
5) 高橋長裕．"心臓・大血管の発生"．図解 先天性心疾患．第2版．東京，医学書院，2014，20-2．
6) 仁志田博司．"内分泌系・代謝系の基礎と臨床"．前掲書1．213-8．

{ 赤ちゃんの特徴を知る }

④ 赤ちゃんのしぐさ、サインを知る

東京都立墨東病院 NICU 病棟副看護師長、新生児集中ケア認定看護師　**浦島あゆみ**　うらしま・あゆみ

赤ちゃんの原始反応

　原始反応は特定の刺激に対する反射で、赤ちゃんの意志とは関係なく起こります。

　赤ちゃんの中枢神経系はまだ発達の途中段階にあります。中枢神経系は脊髄、脳幹、間脳、大脳の順で、下位中枢から上位中枢に向かって発達が進行します。原始反射は、脊髄や脳幹といった下位中枢による反射であり、赤ちゃんにとっては正常な反応です。特定の刺激に対する反射として、赤ちゃんの意志とは関係なく起こります。これは、子宮外環境に適応して生きていくために必要な機能だと考えられています。ただし、高位中枢が成熟していくにつれ原始反射は消失していきます。原始反射はおおむね生後 3〜4 カ月ごろから消失し始め、生後 6〜7 カ月ごろには完全に消失します。よって、原始反射が当然見られる時期に見られない、消失しているはずの時期に消失していない、明らかな左右差がある、一度消失した原始反射が再び出現するなどの場合は、中枢神経系の発達の遅れや異常の可能性があります（表1）[1〜3]。

Q. 赤ちゃんの訴えをどう知ったらいいですか？（非言語的なコミュニケーション）

A. 「ストレスサイン」「安定化サイン」を手掛かりにしましょう。

　赤ちゃんは言葉をしゃべれないので何を訴えているのか分からない……、初めて新生児看護に携わる人の多くがそう思うのではないでしょうか。しかし、赤ちゃんは泣いたり身体を動かしたり、表情を変化させたりして私たちにさまざまなサインを出しています。たとえ強く泣けない早産の赤ちゃんでも、バイタルサインや行動を変化させて私たちに何かを訴えています。赤ちゃんの非言語的なコミュニケーションのサインである「ストレスサイン（非組織化の行動）」（表2）[4, 5]、「安定化サイン（組織化された行動）」（表3）[4, 5] を示します。

表1 主な原始反射

	誘発方法	出現時期	消失時期	異常により疑われる疾患
探索反射	口唇や口角を刺激すると、刺激を受けた方向に口や顔を向け、開口する	在胎24～28週ごろ。32～34週ごろには完全となる	生後3～5カ月ごろ	【反射の減弱・欠如】脳幹障害、重症筋無力症、ウェルドニッヒ・ホフマン病、先天性筋疾患
吸啜反射	口の中に指などを入れたとき、吸い付く			
嚥下反射	口の中に流れ込んだ液体を飲み込む。喉頭蓋が気管を塞ぎ、食道の方にだけ液体を送り込む	在胎28週ごろ。ただし、完成するのは32～34週ごろで、それ以前では筋肉の協調運動がうまくいかず誤嚥の危険がある	生後3～6カ月ごろ	【吸啜反射と嚥下反射の非協調】授乳時のむせ込みや咳嗽、多い溢乳量
モロー反射	頭を持ち上げて急に落とすような動作をしたときや、大きな音で驚かすような刺激をした場合に起こる。両上肢を対称的に外転・伸展し、その後両上肢を内転・屈曲する。抱きつくような動作	在胎22～24週ごろ。29～32週ごろに上肢の外転・伸展、37週以降に抱きつくような完全形となる	生後3～4カ月ごろ。（遅くとも6カ月までには完全消失）	【反射の減弱・欠如】脳幹の機能障害（分娩外傷、頭蓋内出血、無酸素性脳症、核黄疸）【反射の存続】脳性麻痺【片側上肢の反射欠如・減弱】腕神経麻痺、上腕骨骨折、鎖骨骨折
把握反射（手掌）	指を児の掌に置いて刺激すると指を握るような動作をする	在胎25～28週ごろ	生後3カ月ごろ	【反射の欠如】末梢神経障害（中枢神経障害）【反射の存続】脳性麻痺（前頭葉障害）【左右非対称】片麻痺
把握反射（足底）	足の拇指球を圧迫するとすべての指が屈曲する		生後6～7カ月ごろ	

（文献1～3を元に作成）

ストレスサイン

　赤ちゃんは誕生をきっかけに、音、光、重力、暑さ・寒さ、触覚、痛みなど、子宮内では体験しなかったさまざまな刺激を経験します。特に早産で生まれた赤ちゃんは神経学的発達が未熟な状態であり、それらの刺激をストレートに受けることで、生理学的な恒常性を崩してしまいます。AlsのSynactive Theory（共作用理論）における3つのサブシステム「自律神経系」「運動系」「状態調整系」が不安定な状態となり、その結果、ストレスサインが出現します。

　ストレスサインとは、自己調整（赤ちゃんが自分自身を落ち着かせるための能力を発揮すること）が困難で援助を必要とする状態、すなわち、まだ組織化されていない行動（非

表2 ストレスサイン

自律神経系		状態調整系	
呼吸	無呼吸、多呼吸、不規則呼吸、喘ぎ呼吸、ため息	状態変化	不安定な覚醒、短い覚醒、睡眠-覚醒状態（State）の急激な変化、浅い眠り
皮膚の色	まだら、青白い、チアノーゼ	注意行動	注意・集中が難しい、過剰な敏活状態（目を見開く）／低い敏活さ
内臓機能	嘔吐、吐き気、唾を吐く、しゃっくり	刺激受容性	視線が合うことを避ける、刺激感受性（低・過敏）
運動	痙攣様運動、振戦、驚愕、ぴくつき、咳嗽、あくび		
運動系			
筋緊張	低緊張、過緊張		
動き	ぎこちない動き、過少な動き、過剰な動き、非協調的な動き、四肢伸展、体幹の伸展、下肢挙上、手足の指を広げる／握りしめる、手掌をかざす、もぞもぞ散漫な動き	啼泣	不安定な／弱い啼泣、過剰啼泣
姿勢	四肢の弛緩、体幹の弛緩、顔の弛緩、後弓反張、非対称姿勢	自己鎮静となだめ	興奮、もがく、なだめることが困難、興奮しやすく多くの介入が必要
表情	しかめ面、ぽかんとした表情、舌が出ている、まぶしそう		

（文献4、5を元に作成）

組織化の行動）を指します。ストレスサインを観察すると、つい、「今の状態はよくない」「ケアは不適切だ」と判定を下したくなりますが、赤ちゃんの状態の良し悪しを判定するものではないことに注意が必要です。なぜならば、時間の経過とともに赤ちゃんは発達し、観察されたストレスサインの出現状況もその瞬間ごとに変化していくからです。ストレスサインは自己調整が進むように介入するため／見守るための判断材料だといえます。

NIDCAP（Newborn Individualized Developmental Care and Assessment Program）では、赤ちゃんの行動を読み取る目的を、赤ちゃんの問題を明らかにするためではなく、目の前の赤ちゃんがどのような援助を必要としているのか判断するためとし

第1章：新生児看護で大切なこと、赤ちゃんの生理的特徴

表3 安定化サイン

自律神経系		状態調整系	
呼吸	穏やかで調和がとれた規則的な呼吸	状態変化	安定した睡眠-覚醒状態（深い睡眠とはっきりとした覚醒、安静の保持） 睡眠-覚醒状態（State）のスムーズな移行
皮膚の色	ピンク、安定した色		
内臓機能	（ストレスサインを認めない）	注意行動	明確に焦点の合う敏活さ、周囲に興味を持つ
運動	（ストレスサインを認めない）		
運動系			
筋緊張	調整された筋緊張	刺激受容性	視覚刺激を見つける/追いかける、聴覚刺激を見つける/追いかける 適度の刺激感受性
動き	スムーズな動き、協調的な動き 手を組む、手の把握（つかむ）、抱きつく、手を口に持っていく、足を組む 吸啜運動		
		啼泣	たくましい啼泣（量・質）
姿勢	組織化された正中位指向（屈曲位）	自己鎮静となだめ	なだめると容易に落ち着く 自己鎮静ができる
表情	「おぉ」という表情、頬が緩む、笑顔、無邪気な表情		

（文献4、5を元に作成）

ています。NIDCAPのトレーニングを受けていなくても、NIDCAPの視点を持ってケアすることは、個別的な日々の発達を支援するために大切です。

安定化サイン

　赤ちゃんが安定化サインを示す意味は、「自律神経系」「運動系」「状態調整系」がそれぞれ安定し、調和がとれていて、自分を取り巻く環境に適応しつつある状態と解釈できます。

　安定化サイン（組織化された行動）は、自己調整が成立している状態を指します。たとえば、気管チューブや胃チューブを握る行動は、手を顔などを正中方向へ持っていけるようになった早産の赤ちゃんによく見られる行動で、自己調整が成立している安定化サインといえます。事故につながりかねない行動なのですぐに制止されてしまいますが、赤ちゃんが握れるくらいの径をしたチューブの代わりになる安全なものを握らせてあげると、自己鎮静を助けることができるかもしれません。

　これらのサインを手掛かりに、赤ちゃんが全身を使って発しているメッセージをくみ取ってみましょう。そして、くみ取ったメッセージをぜひ両親に伝えてください。

米国の Institute for Patient and Family-Centered Care（IPFCC）は、ファミリーセンタードケアの基本概念の一つとして「情報の共有」を挙げています。筆者自身、日常ケアの中で、赤ちゃんが示すサインを情報提供することで、親が子の理解を深め、親子の相互作用が深まり、アタッチメントの促進、ひいては親役割行動の拡大につながることを実感しています。

Q. 赤ちゃんにケアを行ってよいタイミングは？

A. 赤ちゃんにケアを行う場合、深睡眠時は避け、睡眠や休息の時間を中断させないようにします。

　赤ちゃんにケアを行ってよいタイミングは、赤ちゃんが心地よく安定して起きているときではないでしょうか。しかし、ルーチンの指示や看護ケアがたくさん予定され、タイミングを計ることに苦労することもあるかと思います。赤ちゃんの覚醒状況と処置・ケアの緊急性（今すぐ必要な処置・ケアなのか、待てる処置・ケアなのか）をアセスメントし、ケアパターンを調整することが大切です。赤ちゃんの睡眠 - 覚醒状態を観察するツールとして、Brazeltonの睡眠・覚醒状態（State）の分類を示します（図）[6]。

　赤ちゃんの成長や生理的安定を促進させるためには、赤ちゃんが安らかに深睡眠をとれるようにケアパターンを調整することが大切です。よって、処置・ケアのタイミングは深睡眠時を避け、睡眠や休息の時間を中断させないよう留意します。

　ケアのタイミングは State3〜5、特に、処置を行うタイミングは刺激に対する応答性の高い State4（運動性は低いが、目が輝き注意を集中しているように見える状態）のときが適しています。しかし、生後間もない早産の赤ちゃんなどにおいては、ケアを開始した後でもストレス反応が見られる場合があり、ケアの中断や中止、変更を考慮する必要があります。

　一方、何らかの理由で睡眠状態（State1〜2）のときに処置・ケアが必要な場合は、不意に実施することは避けます。驚かせない程度に声を掛けたりホールディングするなど、急激な状態（State）変化が生じないよう注意しながら、覚醒レベルを State3〜4 に上げて処置・ケアを行います。啼泣している場合（State6）も、まずは「なだめ」が必要です。

第1章：新生児看護で大切なこと、赤ちゃんの生理的特徴

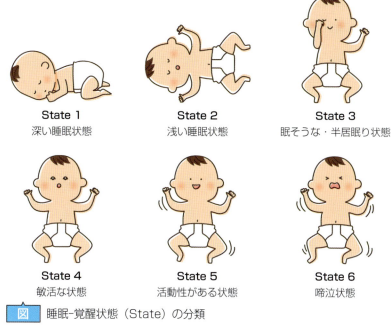

図　睡眠-覚醒状態（State）の分類

（文献6を元に作成）

Q. 家族に対し、赤ちゃんに触れるタイミングをどのように説明したらよいですか？

A. 「赤ちゃんに触れたい」と思ったときに、触れ方に注意しながら触れていただきます。

　家族が「赤ちゃんに触れたい」と思った時が触れるタイミングなのではないでしょうか。特に急性期であれば、愛着形成促進の視点から「守ってあげたい」「身近に感じたい」「愛おしい」などと思ったときを逃す手はないと思います。ただし、注意は必要です。超早産児の急性期では、赤ちゃんに触れる行為そのものが呼吸・循環動態の変動を誘発する可能性があるからです。赤ちゃんにとって侵襲が少ない触れ方を家族に説明する必要があります。繊細なものに触れるとき、恐るおそる人差し指でツンツンと触れた経験はありませんか。初めてわが子に触れる両親でも同じような触れ方をする方を多く目にしました。ツンツンという触り方は赤ちゃんにとって強い刺激であることをお伝えした上で、手のひら全体で、いつ触ったか分からないほどゆっくり、優しく包み込むように触れるようお話します。そして、手を離すときも、いつ手が赤ちゃんから離れたか分からないほどゆっくり離すよう説明します。このようにすると、バイタルサインの変動はなく、運動系のストレス反応も見

られません。しばらくの間はチューブやルート類に気をつけながら、看護師の見守りで赤ちゃんに触れてもらいます。

　急性期を脱したころには、赤ちゃんに触れることに自信がついた様子で、面会時には積極的にホールディングなどで自己鎮静を促している姿が見られます。ストレスサインについては詳細に説明しなくても、赤ちゃんの表情や動きから両親は感じ取っているようです。どんなことをしてあげると落ち着くのか情報提供し、その結果をフィードバックしていくと、両親は積極的に実践してくれます。あるとき、気管吸引をさせていただきたいと申し出ると、お母さんは保育器の裏側に回り込み「こうしてあげると落ち着くんですよね」と言い、ホールディングを実施してくれました。お母さんと協働して吸引したことでバイタルサインの変動が少なく、赤ちゃんが安定した状態で吸引ができたことを伝えました。

　赤ちゃんの睡眠・覚醒状態や行動の意味を繰り返し情報提供し、出生早期から自己鎮静を促進する関わりを促すことは、家族に赤ちゃんに触れるタイミングを理解していただくこと、赤ちゃんの欲求を理解し、それに応じる親役割行動の獲得に有効だといえます。

引用・参考文献

1) 桑名佳代子. "新生児の観察に必要な基礎技術". 母性Ⅱ. 第2版. 前原澄子編. 東京, 中央法規出版, 2011, 134-7.
2) 郡山健ほか. "総論：新生児の特徴を理解しよう". みる・きく・わかる新生児の症状・所見マスターブック. Neonatal Care 秋季増刊. 大野勉編. 大阪, メディカ出版, 2003, 22-3.
3) 仁志田博司. "発育・発達とその評価". 新生児学入門. 第4版. 東京, 医学書院, 2012, 36-7.
4) 大城昌平. "胎児・新生児の神経行動発達とディベロップメンタルケア". 標準ディベロップメンタルケア. 改訂2版. 大阪, メディカ出版, 2018, 30-5.
5) 森口紀子. 新生児のストレス・安定化サインを看護に活かす. Neonatal Care. 20 (12), 2007, 1189-95.
6) Brazelton, TB. "NBASの標準的な実施". ブラゼルトン新生児行動評価. 3版. 穐山富太郎監訳. 東京, 医歯薬出版, 1998, 15-9.
7) 森口紀子. "ケアの提供と提供者". 標準ディベロップメンタルケア. 改訂2版. 日本ディベロップメンタルケア研究会編. 大阪, メディカ出版, 2018, 152-60.
8) 森口紀子. 早産児の行動観察とディベロップメンタルケア. Neonatal Care. 26 (2), 2013, 136-41.
9) 大竹洋子. ケアパターン調整とは. Neonatal Care. 24 (9), 2011, 854-8.

{ 赤ちゃんの特徴を知る }

5 赤ちゃんの異常に気づく

神奈川県立こども医療センター新生児科医長　**柴崎　淳**　しばさき・じゅん

本稿では、出生した赤ちゃんの診察で注意して観察するべき点について説明します。

◉出生直後の診察

軽度から重度まで、さまざまな問題を合わせると、3～5％の赤ちゃんに先天的な異常が存在するとされています。介入すべき問題を早期に見つけることで、赤ちゃんの生命予後や発達予後を改善できる場合もあるため、赤ちゃんの診察は、分娩後できるだけ早く行う必要があります。赤ちゃんの体温、脈拍、呼吸数、皮膚色、呼吸窮迫の徴候、泣き声、活気、および意識レベルに気になる点がある場合には、安定するまで頻繁に観察しましょう。

◉退院までの診察

分娩後に安定していたとしても、出生から24時間以内には2回目の詳細な観察を行いましょう。また、健康と考えられる赤ちゃんでも、入院中は毎日の観察を継続し、退院予定の24時間以内にも、退院診察を行う必要があります。たとえ軽微な変化でも、見かけ上、他の赤ちゃんと異なる点がある場合には、両親を心配させる可能性があります。慎重に、しかし、ごまかさずにしっかりと説明するべきです。

チアノーゼや心雑音は急変するサインかもしれないので、特に注意が必要です。脈拍（正常：120～160回/分）、呼吸数（正常：30～60回/分）、体温、体重、身長、頭囲はもちろんですが、診察で気づかれた異常については、大きさを評価するなど、できるだけ数字で客観的に記録しましょう。

赤ちゃんの診察には、忍耐力、優しさ、柔軟な対応が必要です。たとえば、赤ちゃんが診察の開始時に静かでリラックスしている場合には、まず腹部の触診または心臓の聴診を最初に行ってから、啼泣を誘発しやすい診察（例：反射）を行いましょう。

頭部の診察

Q. 頭囲はどうやって測定しますか？

A. 後頭部の一番突出しているところを通るようにメジャーを巻いて測定します。

左右の眉の直上と後頭結節（後頭部の一番突出しているところ）を通るようにメ

ジャーを巻き、眉間で目盛を読み取ります（図1）。メジャーは耳の上を通っているはずです。メジャーをきつく巻くと、頭囲が小さく計測されてしまうので注意しましょう。

しかし、水頭症の場合、眉間で計測すると実際の頭囲よりかなり小さく計測される場合があります。水頭症では、最も頭囲を大きく計測できる前頭結節（前頭部の一番突出している場所）と後頭結節を通る部分にマーキングし、連日同じ位置で測定するのがよいでしょう。

Q. 頭囲の正常値は？　どれぐらい大きくなるのが正常ですか？

A. 在胎24週の早産児の頭囲は平均22.4cm、40週で34.9cmです。

在胎24週の早産児の頭囲の平均は22.4cmで、40週では34.9cmとされています（表1）[1]。小頭症（3パーセンタイル未満：頭囲がその週数で、100人中3番目より小さい）では、先天感染、先天代謝異常、遺伝性の疾患を疑います。小頭症で脳が育っていない場合には、大泉門も狭く、骨縫合も重積していることが多いです。

巨頭症（97パーセンタイル以上：頭囲がその週数で100人中大きい方から3番目より大きい）では、水頭症や巨脳症の可能性を考えます。頭囲の成長・推移も非常に重要です。頭囲は、在胎26〜32週で1mm/日で大きくなり、在胎32〜40週で0.7mm/日で大きくなるとされています[1]。2mm/日以上が継続すれば異常な頭囲拡大と考えられますが、頭囲の計測を正確に行うことはなかなかむずかしく、2mm程度は検者間の測定誤差の範囲内です。

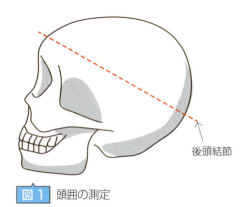

図1　頭囲の測定

表1　在胎週数と頭囲

在胎週数	頭囲（cm；男／女）
24	22.7/22.1
28	26.3/25.7
32	30.1/29.6
36	33.5/33.1
40	35.2/34.6

（文献1を元に作成）

第1章：新生児看護で大切なこと、赤ちゃんの生理的特徴

しかし、頭に2カ所以上マーキングすることで測定位置を固定し、連日の頭囲計測を行うことで、頭囲拡大をより正確に判断することができます。2日間で4mm以上の頭囲が拡大している場合は異常が疑わしく、1週間で14mm以上の頭囲拡大は明らかに異常です。20mm/週以上の頭囲拡大なら進行の著しい水頭症の可能性が高いです。

Q. 骨縫合や大泉門の見方を教えてください。

A. 出産による頭蓋変形は1週間以内に戻ります。大泉門が大きいときは水頭症などを疑います。

赤ちゃんの骨縫合は出生時には閉鎖しておらず、経腟分娩では産道を通ったときの影響で、骨縫合は離開したり、重積したりしていることもあります。出産によるこれらの頭蓋変形は、1週間以内に戻ります。

骨縫合は、水頭症の進行を知るために有用です（図2）。水頭症が進行すると骨縫合は離開し、水頭症が改善すると骨縫合は閉鎖します。筆者の経験では、水頭症の進行に伴い最初に離開するのは矢状縫合と人字縫合であり、最後に離開するのは冠状縫合と鱗状縫合であることが多いようです。冠状縫合や鱗状縫合まで離開している水頭症は高度なことが多いです。

新生児の大泉門の大きさは20±10mmとされています。大泉門が大きいときは、水頭症や骨系統疾患（頭蓋骨の形成不全）などを疑います。大泉門が小さいときは、小頭症の可能性を考えて、頭囲を見直しましょう。

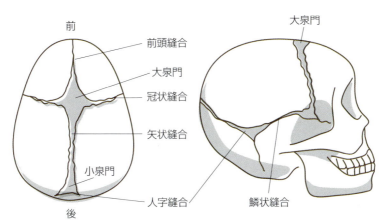

図2　新生児の頭蓋骨縫合

Q. 産瘤、頭血腫、帽状腱膜下出血をどうやって見分けますか？

A. 産瘤は浮腫状の皮膚の腫脹、頭血腫はタンコブのような印象、帽状腱膜下出血は頭部全体に出血します。

　頭蓋骨外の浮腫や血腫として、産瘤、頭血腫、帽状腱膜下出血があります（図3）。産瘤は浮腫状の皮膚の腫脹です。骨縫合を越えて広がることはありますが、硬くない、ブヨブヨした瘤です。重篤な問題にはならず、1週間以内に改善します。

　頭血腫は骨膜下の出血なので、骨縫合を越えて広がることはありません。硬めの腫瘤で、いわゆるタンコブのような印象です。頭血腫は石灰化し、数カ月持続することもありますが、重篤な問題にはなりません。

　帽状腱膜下出血には最も注意が必要です。帽状腱膜は頭蓋骨をスイミングキャップのように覆う大きな腱膜であるため、その下で出血が起こると大きく出血が広がる危険性があり、出血性ショックに陥ることもあります。難産で吸引分娩を行った後は、出生後数時間は帽状腱膜下出血に十分に注意しましょう。

　産瘤と帽状腱膜下出血を出生直後に見分けることはむずかしいです。臨床的には、大量出血かどうかが重要です。出生から数時間経過して、頭が全体に腫脹し（骨縫合がよく分からなくなる）、耳が立って、皮膚色が貧血様なときには、帽状腱膜下への大量出血を疑います。その場合には緊急輸血が必要です。時間が経過すると、広がった血液が変色し、耳の後ろや前額部がだんだん紫色になります。

Q. 後頭部に小さな瘤があります。大丈夫でしょうか？

A. 脳瘤の可能性があります。

　後頭部正中や頭頂部にある小さな腫瘤は脳瘤の可能性があります（図4）。髄液が漏出していない場合は、緊急の手術は必要ありません。しかし、単なる皮膚のできものとせずに、脳との連続性を考慮して画像診断を検討しましょう。

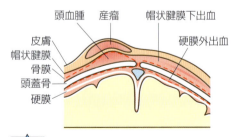

図3　頭蓋骨外の浮腫や血腫

第 1 章：新生児看護で大切なこと、赤ちゃんの生理的特徴

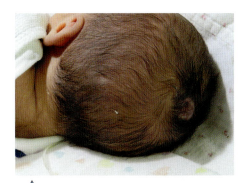

図4　後頭部の小さな瘤（脳瘤）

皮膚の診察

Q. 赤いあざ（血管腫）への対処は、どのようにすればよいでしょうか？

A. <mark>治療が必要なものと自然に消失するものとがあります。</mark>

　赤いあざの代表的なものとして、単純性血管腫（ポートワイン母斑）〔図5〕、正中部母斑（サモンパッチ）〔図6〕、ウンナ母斑〔図7〕、乳児血管腫（イチゴ状血管腫）〔図8〕があります。

　単純性血管腫（ポートワイン母斑）は、生まれた時から存在する境界明瞭で色が鮮明な平らなあざです。自然に消えることはありませんので、美容的に問題となる場合や家族の希望がある場合には、早期のレーザー治療が必要です。

　正中部母斑（サモンパッチ）も隆起しない紅斑ですが、境界不明瞭で色調にむらがあります。眉間、額の真ん中、上まぶた、人中、うなじなどに新生児期から見られます。正中部母斑は多くの赤ちゃんに見られますが、生後1年半以内に自然消退することも多く、一般的には治療の必要はありません。

　うなじの正中部母斑はウンナ母斑と呼ばれ、半数は消失しませんが、髪の毛で隠れることが多いため、これも一般的には治療の適応にはなりません。しかし、正中部母斑でも境界が比較的鮮明で色調が濃い場合には、消退しない場合もあります。生後1年ぐらい経過をみても消退しない場合は、レーザー治療を検討します。

　乳児血管腫（イチゴ状血管腫）は生後しばらくしてから発生し、1～2カ月かけて急速に大きくなって盛り上がる血管腫です。その後、6カ月～1年で最大になり

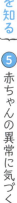

with NEO 別冊 るるNEO　41

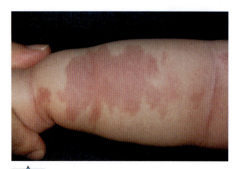

図5　単純性血管腫（ポートワイン母斑）

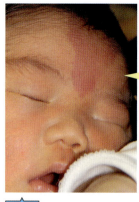

図6　正中部母斑（サモンパッチ）
（家族の許可を得て掲載）

サモンパッチだが境界鮮明であり、十分には自然消退しなかった

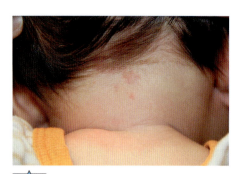

図7　ウンナ母斑

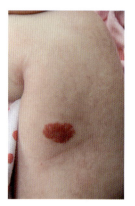

図8　大腿内側の乳児血管腫（イチゴ状血管腫）

（増殖期）、その後、だんだん縮小します（退縮期）。そのため、以前は自然経過を見ることが多かったのですが、一部で皮膚萎縮や瘢痕を残します。

　乳児血管腫は、さまざまな治療により小さくできるため、近年では早期に治療を開始することも多くなってきています。特に、まぶたにできる大きな血管腫では視力障害のリスク、鼻や口腔内の血管腫では呼吸障害や哺乳障害のリスクがあるため、早期の治療が必要です。

　それ以外でも、外陰部、頸、足底など、擦れやすく出血のリスクがある場合や、非露出部でも1.5cm以上の血管腫では、早期治療を検討するために生後1カ月ごろに皮膚科を受診するのがいいかもしれません。また、多発（5個以上）の乳児血管腫では、内臓の血管腫が存在する可能性があり、精査を検討します。

第1章：新生児看護で大切なこと、赤ちゃんの生理的特徴

Q. 背中やお腹に小さな赤いポツポツがあり、圧迫しても消えません。何を考えるべきでしょうか？

A. 出血斑、点状出血の可能性があります。原因として、血小板減少、凝固異常などが考えられるため、検査を行います。

　出血斑、点状出血の可能性があります（図9）。血管から血液が漏れて皮下にたまっているのかもしれません。出血斑は、他の発疹と異なり、圧迫しても赤みが消退しないことが特徴です。出血斑・点状出血の原因と考えられる以下の点について速やかに検査をすることが必要です。

●血小板減少
　感染症、海綿状血管腫、先天性の骨髄異常、同種免疫性血小板減少症（母親の血小板抗体との異常反応）、薬剤性などいろいろな原因により血小板が減少します。

●凝固異常
　採血した場所からの出血が見られたりします。ビタミンK欠乏、血友病などがその原因です。

●圧迫による点状出血
　分娩時の圧迫などで、顔面や下肢に点状出血を生じる場合があります。血液検査で血小板減少や凝固異常がなく、全身状態が良好な場合は、圧迫によるものかもしれません。点状出血が自然消退するかどうか慎重に経過観察しましょう。

Q. 仙骨部にあるくぼみについて、どのような場合に精査が必要でしょうか？

A. くぼみ部の皮膚に異常がない、直径が5mm以下など複数の条件をすべて満たしていれば問題ありませんが、そうでない場合は画像検査が必要です。

　ほとんどの腰背部、仙骨部の皮膚のくぼみは問題がなく、特別な処置は必要ありません（図10）。以下の条件をすべて満たす場合には、問題のないくぼみと考えていいでしょう[2]。

①殿裂（お尻の割れ目）の中にあり、中心からずれていない。
②直径が5mm以下。
③へこみの底が分かる。

1章 赤ちゃんの特徴を知る ⑤ 赤ちゃんの異常に気づく

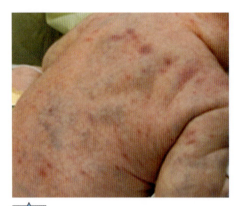

図9 背中の小さな赤いポツポツ（点状出血、出血斑）

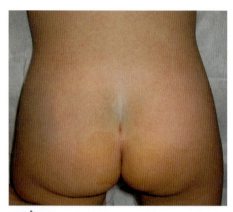

図10 benign sacral dimple（問題のない仙骨部のくぼみ）

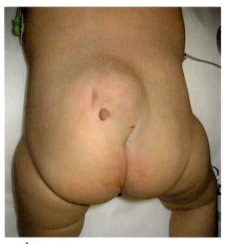

図11 背骨または脊髄の異常の可能性①（脊髄脂肪腫）

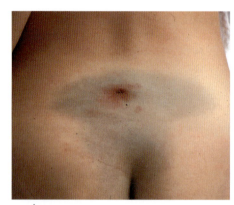

図12 背骨または脊髄の異常の可能性②（脊髄脂肪腫）

④皮膚の異常がない。

⑤肛門から2.5cm以内。

　しかし、上記の項目について心配な点がある場合には、画像検査を検討します。特に発毛、瘤、血管腫を伴う凹みや、穴が深くて底が分からない場合には、仙骨部のくぼみが背骨または脊髄の異常（潜在性二分脊椎や脊髄脂肪腫など）に関連している可能性があります（図11、12）。このような場合は、画像検査が必要です。

第1章：新生児看護で大切なこと、赤ちゃんの生理的特徴

Q. 開放性二分脊椎では、どのような対応が必要でしょうか？

A. 脊髄を圧迫しないように腹臥位にしましょう。

　開放性二分脊椎では、脊髄がうまく閉鎖せず、皮膚が破れて脊髄が露出しています（図13）。脊髄髄膜瘤とも呼ばれる病態です。露出した脊髄を圧迫しないように、図13のように腹臥位にしましょう。また、清潔な生理食塩水で湿らせたガーゼなどで脊髄を覆って保護し、手術が可能な施設に搬送しましょう。

チアノーゼと心雑音

Q. 心音の聴診で気をつけるべき点は何ですか？

A. 聴診では正確な心拍数の判断はむずかしいため、パルスオキシメーターまたは心電図で判定しましょう。

　赤ちゃんの脈拍は安静時には通常110～140回/分ですが、睡眠時では90回/分に、活動中には180回/分になることもあります。220回/分以上の頻拍が持続する場合は明らかに異常です。しかし、180回/分以上の頻脈の場合、聴診では正確な心拍数の判断はむずかしいため、パルスオキシメーターまたは心電図で判定しましょう。早産児は生理的にも頻脈であり、安静時でも160回/分のこともあります。

　脈拍の触診としては、入院中と退院時の両方で、大動脈縮窄を鑑別するために赤ちゃんの脈拍を上肢と下肢で触診して、大動脈の拍動を確認しましょう。下肢の脈

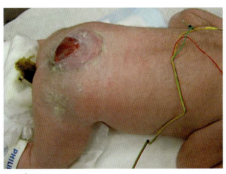

図13　開放性二分脊椎

拍がよく分からないときは、パルスオキシメーターで下肢の脈波が取れるか、上肢と下肢の血圧に差がないかをチェックすることも役に立ちます。

　心雑音が出生早期から聴取される疾患（肺動脈弁狭窄、僧帽弁逆流など）と、出生時には聴取されず、肺血管抵抗の低下に伴い心雑音が徐々に明瞭化する疾患があります（心室中隔欠損、動脈管開存症など）。赤ちゃんが泣き始めると心雑音は分からなくなります。赤ちゃんが安静にしている間に心雑音をしっかりチェックすることは、経過を通じて重要です。心雑音がある場合は、大動脈縮窄を鑑別するために上肢と下肢の血圧もそれぞれ測定しましょう。

Q. チアノーゼの判断で気をつけるべき点は何ですか？

A. 肉眼的には見分けにくいので、SpO_2でモニタリングします。

　チアノーゼを肉眼的に見分けることは実はむずかしいことです。かなり熟練したスタッフでも、経皮的動脈血酸素飽和度（percutaneous oxygen saturation；SpO_2）80％までのチアノーゼは肉眼的に見落としてしまうことが多く、見た目に明らかに分かるチアノーゼは SpO_2 75～80％未満とされています[3]。

　SpO_2 のモニタリングはチアノーゼの検出に有用です。出生後 24 時間以内は、正常児でも SpO_2 95％未満の場合があり、特に下肢の SpO_2 は低いことがあります。しかし、出生後 24 時間以降に SpO_2 が 95％未満の酸素飽和度を呈する赤ちゃんは要注意です。可能な限り心エコー検査を行うことが勧められます。パルスオキシメーターを用いて上肢と下肢でそれぞれ $SpO_2 \geq 95\%$ を確認することにより、致命的な先天性心疾患を非常に高い確率で除外できると報告されています[4]。

腹部の診察

Q. 赤ちゃんが嘔吐します。どのような場合が要注意でしょうか？

A. 嘔吐が胆汁様だったり、血性の場合、特に緑色や濃い黄色の嘔吐は胆汁性嘔吐と考え、緊急対応が必要です。

　嘔吐が胆汁様だったり、血性の場合には、緊急の対応が必要な疾患の可能性が高くなります。特に緑色や濃い黄色の嘔吐は胆汁性嘔吐と考えるべきです。緊急の手

術が必要な腸捻転などの可能性があるので、赤ちゃんの外科手術が可能な施設への搬送を積極的に検討すべきです。

　その他にも、嘔吐が持続し、体重が数日増えない（むしろ減少する）場合や、哺乳意欲がない、全身状態がよくない場合は要注意であり、精査が必要です。腹部膨満の程度や排便の回数にも注意して観察しましょう。

外陰部異常

Q. 外性器からは男児か女児かの判断がむずかしいです。どのように対応すればいいでしょうか？

A. 経験の豊富な施設への早期の相談が必要です。

　外性器の形態が典型的な男児か女児か迷う場合は、卵巣・精巣や性器の発育が非典型的な性分化疾患の可能性があります。性分化疾患の取り扱いで重要なことは、「経験の豊富な施設で扱うべき疾患である」という認識です[5]。

　家族に対しては、安易に性別について言及せず、しっかりと今後の方針について説明する必要があります。また、外科疾患や副腎疾患（図14）などの生命に影響を与える疾患についても精査の必要があることから、性分化疾患の取り扱いについて経験の豊富な施設への早期の相談が必要です。

　赤ちゃんで確認すべきことは、①性腺を触知するか？（停留精巣など）、②外性器の形態の観察（尿道口の開口部位、腟口と尿道口が一緒になっていないかなど）、③

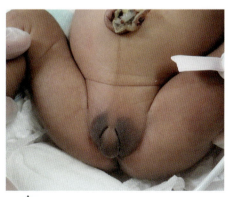

図14　副腎疾患

外性器の色素沈着（副腎過形成）はないか？などです。

　家族へ説明する際の注意点として、「男の子か女の子か分からない」「不完全」「異常」という言葉は使わないようにしましょう。可能性のある性別を安易に告げることも避けるべきでしょう。「外性器の成熟が遅れています」などの表現が望ましいかもしれません。

　性別については、検査をして慎重に判断をしていくべきです。両親がいる場合は、説明時に両親がそろっていることも重要です。出生届の保留が可能である（出生届は急ぐ必要がない）ことの情報提供も役に立つかもしれません。

まとめ

　外表的な異常として見逃してはいけない赤ちゃんの所見について記載しました。特に早期の対応が必要な異常については、いつも注意して赤ちゃんを観察することが重要です。赤ちゃんの外表的な特徴は、家族が最もよく見ています。家族とよく相談しながら観察をすること、家族の訴えによく耳を傾けることが重要です。

引用・参考文献

1) Fenton, TR. A new growth chart for preterm babies : Babson and Benda's chart updated with recent data and a new format. BMC Pediatr. 3, 2003, 13.
2) Albert, GW. Spine ultrasounds should not be routinely performed for patients with simple sacral dimples. Acta. Paediatr. 105（8）, 2016, 890-4.
3) O'Donnell, CP. et al. Cinical assessment of infants color at delivery. Arch. Dis. Child. Fetal. Neonatal Ed. 92（6）, 2007, F465-7.
4) Zhao, QM. et al. Pulse oximetry with clinical assessment to screen for congenital heart disease in neonates in China : a prospective study. Lancet. 384（9945）, 2014, 747-54.
5) 日本小児内分泌学会性分化委員会：厚生労働科学研究費補助金難治性疾患克服研究事業：性分化疾患に関する研究班. 性分化疾患初期対応の手引き（平成23年1月）. http://jspe.umin.jp/medical/files/seibunkamanual_2011.1.pdf［2019. 1. 8］

{新生児看護で大切なこと}

6 これから赤ちゃんの家族を支援するあなたへ

神奈川県立こども医療センター中央手術室看護科長、家族支援専門看護師 **佐藤律子** さとう・りつこ

これから赤ちゃんの家族を支援するあなたへ

　皆さんは、初めてNICUに入院している赤ちゃんと対面したときの気持ちを覚えていますか？「小さい」「かわいい」「痛々しい」、いろいろな気持ちが湧き上がってきたのではないでしょうか。そのときの気持ちを、ぜひ、覚えていてほしいと思います。それが、赤ちゃんの家族と関わるときのヒントになると思います。

Q. 赤ちゃんが生まれて、家族が初めて面会に来ます。説明のタイミングを教えてください。また、どのような配慮をするとよいでしょうか。

A. タイミングはそれぞれのケースで異なります。それぞれの心情を理解した対応が必要です。

●インフォームド・コンセントのタイミング

　赤ちゃんが生まれてから家族が面会するまで、どのくらい時間が経過しているでしょうか。処置や赤ちゃんの具合によっては、家族を長時間待たせてしまうことがあります。あまり長時間待たせているときには、医師やほかの看護師と相談し、今の状況や、面会までどのくらいの時間がかかるのかの目安を伝えることも大切です。

　そのとき家族から、「どんな具合ですか？」と聞かれることがあります。その際は、「とても頑張っていますよ」とか、もう少し具体的に返答できるのであれば、それもよいと思います。

　また、もし写真があればそれを渡してもよいでしょう。赤ちゃんについて何も知らされないと、家族は不安だけを膨らませることになるので、赤ちゃんに会う心の準備を整えるためにも、分かることはできるだけ伝えるなど配慮してあげられるとよいでしょう。

　インフォームド・コンセントのタイミングは、出生から赤ちゃんに面会するまでの

時間の長さや、それまでの経過、母親が一緒の場合には、その体調などによって、判断は異なると考えます。また、1回に全ての説明を行うかどうかも考えます。

最初に赤ちゃんの顔を見てからの方が、落ち着いて説明を聞くことができるかもしれませんし、簡単に説明を受けてから面会してもらう方がよい場合もあるかもしれません。いずれにしても、医師やインフォームド・コンセントに同席するスタッフで話し合い、時には両親の希望を確認して、検討できるとよいと考えます。

●誰が面会に来るのか

次に、面会にいらっしゃるのは、どなたでしょうか。

出産の状況によっては、父親だけとなることもあります。そのときに筆者は、初めから「お父さん」とは呼び掛けないようにしています。以前に、ある父親から、「お父さんというのは自分の父親のことかと思いました」と言われた経験からです。

そのため、まずは名前を呼び、それから徐々に父親である自覚を持てるように声掛けをしています。一般に、母親よりも父親の方が、親になったという自覚を持ちにくいといわれていますので、そのような配慮もした方がよいと思います。

また、母親が一緒の場合には、体調への配慮が必要です。出産前後の体調について産科看護師と情報交換を行い、面会の時間（長さ）などを検討しましょう。

赤ちゃんを目の前にした両親に関わるとき、自分が初めて赤ちゃんに出会ったときの気持ちを思い出してください。多分、保育器の窓の開け方、赤ちゃんのどこにどのくらいの強さで触れたらいいのか、どのように声を掛けたらよいのか、戸惑いがあったと思います。そのことを思い出しながら、両親に見本を見せてあげてください。ただ、その時の心情や赤ちゃんの状態によっては、両親はタッチングをためらうこともあります。そのときには、決して無理強いはしなくてもよいと思います。

以前、「母親よりも先に触るわけにはいかないから」と言った父親がいました。母親も同様です。「もっと私が」といった自責の気持ちを持っていたり、自分の体調がつらくて赤ちゃんに気持ちが向かなかったりと、タッチングをためらうのにはさまざまな理由があります。

行動の背後に、必ず理由があります。行動だけで判断するのではなく、その理由も含めて確認し、心情を理解し、両親が父親、母親となっていく過程に寄り添っていきましょう。これが、両親の、父親、母親としての役割獲得のための大切な過程となります。

●両親以外の面会

赤ちゃんにとっての家族は、と考えたとき、どこまでが家族でしょうか。それは両

親が決めることではないかと考えます。

　家族の捉え方にはさまざまありますが、「家族のメンバーとは、その人たち自身が家族であると認識している人々のことである」[1]ともいわれています。赤ちゃんを支える両親を支える、もしくは赤ちゃんの出産、入院などの出来事を共有し分かち合える存在として、両親が希望するのであれば、祖父母やきょうだいの面会を検討してはどうでしょうか。

　それぞれの施設での面会者の基準はあると思いますが、当センターでは祖父母の面会が可能で、希望があれば、赤ちゃんのきょうだい面会も行っています。

　祖父母には、孫にあたる赤ちゃんが出生したことで、家族内での役割変化が起こっています。それまでは自分の娘・息子、つまり赤ちゃんの両親の親役割が主でしたが、孫の出生により祖父母役割の獲得が必要となり、娘・息子が親役割を獲得できるように関わることが、その役割となってきます（図）。また、赤ちゃんのきょうだいにとっては、兄、姉としての役割の獲得が必要になってきます。両親にとってきょうだい面会は、赤ちゃんのことをきょうだいがどのように感じるのか、どう説明をしたらいいのかなど不安が募り、高いハードルになることがあります。ですが、面会を通して、「きょうだいらしくなった」と話す家族や、「きょうだいが、『かわいいね』と言ってくれて、赤ちゃんに向き合うことができた」と話す家族もいます。

　このように、きょうだい面会が両親が赤ちゃんと向き合うきっかけとなることもあり、できれば、プレパレーションによる準備とともに進めていけるとよいと思います。しかし、祖父母やきょうだいの面会を行うかどうかは、両親の気持ちとの相談になります。両親が前向きでないときには、無理をせず、タイミングを待つことも大切であると考えます。

　これらの家族役割獲得にあたっては、まずはそれぞれが赤ちゃんの存在を実感することが大切であり、同じ経験を通して、家族内で今回の出来事を話すことができるようになることが重要であると考えます。

　家族看護では、形成期の家族として、家族成員それぞれが赤ちゃんとの関係を構築できるようにケア提供を行います。その一つが役割獲得を促すことであり、それぞれがこれまでの役割に追加して、新たな役割を獲得できるように関わります。

　また、赤ちゃんが出生することで、家族は大きく揺らぎます。特に、赤ちゃんがNICUに入院するという出来事は、これまで経験したことのないほどの揺らぎを家族にもたらすかもしれません。この揺らぎに家族が対応するためには、それぞれの役割の獲得を通して赤ちゃんとの関係を構築すること、また、会話を通して家族成員、そ

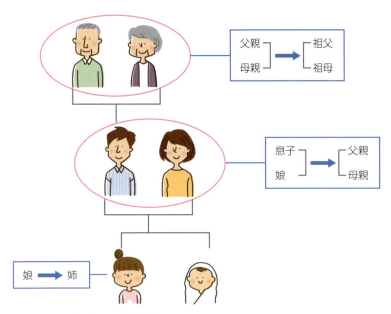

図 赤ちゃんの出生に伴う新たな役割獲得

れぞれの関係性も見直し、環境に適応していくことが目標となり、この目標に向かって看護を展開していきます。

Q. 面会のとき、どのように声を掛けるとよいでしょうか。特に、赤ちゃんに病気があると分かって、両親が何も話したがらないときに、どう声を掛けたらいいでしょうか。

A. 医療者が、家族へどのような表情で、どのような声のトーンで、どのような言葉を掛けるのかはとても大切です。

例えば、初回面会前に待ってもらっている時間の声掛けでも、看護師の表情、声のトーンなど、直接的な言葉ではないところにも注意できるとよいと思います。ここでの看護師の対応によっては、「子どもに何かあったのではないか」と、さらに不安をかき立てることになります。そのため、一呼吸置いて表情や声を意識して、家族のもとに行けるとよいと考えます。

また、赤ちゃんに病気があると分かり、言葉が出ない家族への対応は、看護師として特にむずかしい場面だと思います。そのとき、この沈黙の意味は何だろうと考えてみましょう。ただ考えをまとめている沈黙なのか、どう言葉を発していいのか分から

ない沈黙なのかによって、対応の仕方は異なります。

　もし、考えをまとめている沈黙であれば、その時間を待ちます。どう言葉を発していいのか分からない沈黙や、判断に迷う沈黙であれば、まずは両親の視線の先を一緒に見るように筆者はしています。そして、同じものを見つめ、同じ時間を過ごす中で、「自分が両親の立場だったら」と考えます。

　そばに寄り添い続ける中で、自分自身の中に、両親の立場に立った言葉を探し、できるのであれば、言葉にします。無理に両親に語らせる必要はありません。自分自身も言葉にできないのであれば、あえて「言葉にできない」と話すこともあります。

　ここでのポイントは、両親と場と時間を共有するということです。両親が声を掛けて欲しがっているとは限りません。ただ、そばにいてくれる人がいるだけで、気持ちが救われることもあると思います。いつもそばにいること、何かあれば手を差し伸べる用意があること、そのようなメッセージを心に持ちながら、そばにいてあげられるとよいと考えます。

　このように両親と場と時間を共有する中で、時に両親から赤ちゃんについて、ネガティブな言動（たとえば「かわいくない」とか）が見受けられることがあります。

　NICUの看護師として、このような言葉を発する両親に陰性感情を持つかもしれませんが、言葉にしなくてはいられないほどの両親の感情を理解してほしいと思います。そして、その気持ちを理解したいと伝えること、その上でどうしたらいいかを一緒に考えていきたいという寄り添う姿勢を示すことが大切であると考えます。

　両親に関わるとき、大切なことはチーム力です。どのように関わるとよいのか、このような関わりでよかったのかと、迷い、考えることもあると思いますが、そのときには医療チーム内のメンバーに相談し、チームで共有することが、スタッフをエンパワメントすることになると考えます。

　家族への関わり方の答えは一つではありません。だからこそ、スタッフそれぞれのさまざまな経験から考えを話し合い、それぞれの家族に最適と思われる関わりができるとよいと考えます。

引用・参考文献
1) S.M. ハーモン・ハンソンほか．"家族看護の基礎"．家族看護学：理論・実践・研究．村田惠子ほか監訳．東京，医学書院，2001, 5.
2) 鈴木和子ほか．家族看護学：理論と実践．第4版．東京，日本看護協会出版会，2012, 323p.

赤ちゃんの日常のケア・まず押さえたい20のポイント 2章

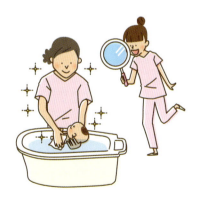

{赤ちゃんに触れる前に}

Point! 1 感染対策

八戸市立市民病院医療安全管理室、感染管理認定看護師　**大澤純子**　おおさわ・じゅんこ

　医療関連感染を予防するためには標準予防策（スタンダード・プリコーション）の遵守が重要です。このことは、赤ちゃんも成人も同じです。しかし、NICUに入院する赤ちゃんは、小さな身体、未熟な感染防御機能、脆弱な皮膚などの特徴から易感染状態にあります。また、NICUでは集中治療に伴った侵襲的な医療処置や頻回なケアが行われるため、交差感染を起こしやすい状況にあります。これらのNICUの特殊性を踏まえ、赤ちゃんを感染から守るための感染対策のポイントを解説します。

Q. NICU感染対策のポイントは？

A. 適切な手指衛生の実施と赤ちゃんの周囲環境をきれいに保つことです。

適切な手指衛生の実施

　手指衛生は全ての部署で実施すべき対策です。特に、NICUに入院している赤ちゃんは易感染状態であり、ナースの手についているブドウ球菌やマイクロコッカスなどの常在菌によって感染症を起こすことがあります。ナースは手を使ってケアや処置を行いますから、手指衛生は最も重要な感染予防策なのです。赤ちゃんに触れる前に手指衛生をマスターしましょう。

●**手指衛生の方法**

　日常ケア場面の手指衛生は、流水と石鹸による手洗いとアルコール手指消毒剤を用いる手指消毒があります。手指に目に見える汚染がある場合は、必ず流水と石鹸による手洗いをします。これは、目に見える汚れには有機物が含まれており、有機物によってアルコール消毒剤が不活化され消毒効果が弱くなるためです。また、アルコール手指消毒剤を数回使用すると手がべたついてきます。そのまま作業をしても問題ありませんが、気になるときは、流水と石鹸で洗い流します。手指衛生方法の選択を図1に示します。

●**手指衛生の手順**

　手指の洗い残しをなくすため、正しい手順で手指衛生をする必要があります（図2、図

第2章:赤ちゃんのケアの実際・まず押さえたい20のポイント

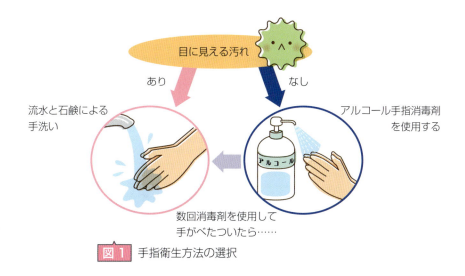

図1 手指衛生方法の選択

3)1)。指先や爪、指の間などは洗い残しが多い部位なので念入りに洗いましょう。また、NICUの赤ちゃんは保育器の中で過ごしていることが多いため、ケアの内容によっては保育器の中に入れる肘まで手指衛生を行います。

●手指衛生のタイミング

手指衛生は正しい手順と適切なタイミングで実施することが重要です。適切なタイミングは、①赤ちゃんに触れる前、②清潔・無菌操作の前、③体液・排泄物などに曝露の危険性があった後、④赤ちゃんに触れた後、⑤赤ちゃんの周囲環境に触れた後に実施します（図4）1)。また、NICUはオープンフロアのことが多いため交差感染に注意する必要があります。ケアを行っている赤ちゃんのゾーンと別の赤ちゃんのゾーンを区別し、ゾーンを移るときにも手指衛生を実施します（図5）。

●手袋着用前後にも手指衛生

手袋を着用する目的は、血液や排泄物の汚染から医療スタッフの手を守ることと、医療スタッフの手に付着している細菌やウイルスを赤ちゃんに伝播させないことです。しかし、手袋にはピンホールが存在している可能性があるため、100％汚染を防ぐことはできません。手袋を着用する前と着用後にも手指衛生を実施します。

●手荒れを予防する

石鹸やアルコール手指消毒剤を用いた手指衛生は、ナースの手荒れの原因になることがあります。手荒れのような皮膚損傷がある場合、損傷部位にブドウ球菌や腸内細菌などが繁殖しやすく、手指衛生をしても十分な洗浄、消毒効果が得られないことがあります。手荒れを防止するためには、手指衛生の際に石鹸を十分に泡立てて摩擦を減らす、ぬるめの

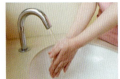
①手指を流水で濡らす

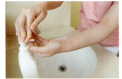
②手洗い石鹸液を適量とり出す

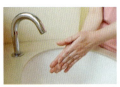
③手の平と手の平をこすり、よく泡立てる

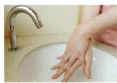
④手の甲をもう片方の手の平で洗う

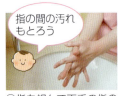
⑤指を組んで両手の指の間を洗う

指の間の汚れもとろう

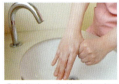
⑥親指をもう片方の手で包み洗う

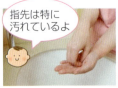
⑦手の平で指先をしっかり洗う

指先は特に汚れているよ

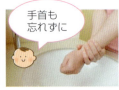
⑧両手首(肘)まで丁寧に洗う

手首も忘れずに

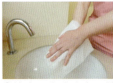
⑨流水でよくすすいだ後、ペーパータオルで拭き取る

ペーパータオルで水気を拭き取るときは、ゴシゴシ拭くのではなく、優しく押さえるように拭きましょう

図2 流水と石鹸による手指衛生手順例（文献1を元に作成）

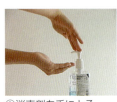
①消毒剤を手にとる

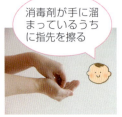
②手の平で指先を擦る

消毒剤が手に溜まっているうちに指先を擦る

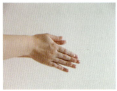
③手の平と手の平を擦る

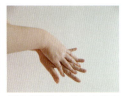
④手の甲をもう片方の手の平で擦る

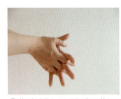
⑤指を組んで両手の指の間を擦る

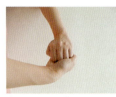
⑥両指を曲げ、指の背と手の平を擦る

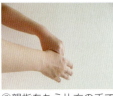
⑦親指をもう片方の手で包み擦る

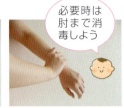
⑧両手首(肘)まで丁寧に乾くまで擦る

必要時は肘まで消毒しよう

図3 アルコール手指消毒剤による手指衛生手順例（文献1を元に作成）

第 2 章：赤ちゃんのケアの実際・まず押さえたい 20 のポイント

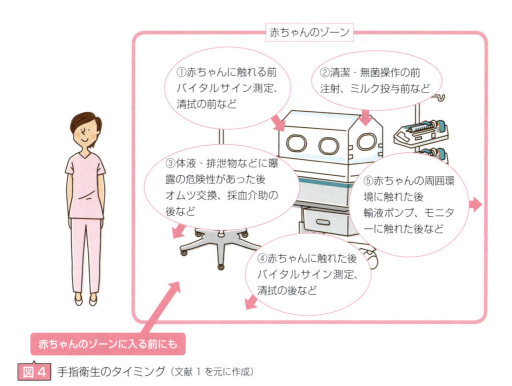

図4 手指衛生のタイミング（文献1を元に作成）

お湯で流す、ペーパータオルで押さえるように手を拭くなどを心掛け、日常的に保湿クリームやローションを塗るなどのハンドケアを行うことが大切です。

赤ちゃんの周囲環境をきれいに保つ

●環境整備、清掃をする

　NICUの環境は高温多湿に保たれており細菌が繁殖しやすく、母乳、血液、薬液などの汚染があると数時間で細菌が繁殖します。赤ちゃんの周囲環境が汚染されたときは、速やかに汚れを取り除きましょう。また、赤ちゃんは人工呼吸器や生体モニターなどの医療機器やリネンやポジショニングに使用する枕などのケア物品に囲まれています。これらの機器や物品は埃を吸いやすく、丁寧な清掃をしないと細菌を含んだ埃がNICU内に飛散する可能性があります。赤ちゃんを細菌汚染から守るためには、毎日の環境整備や清掃が重要です。勤務前後に赤ちゃんの周囲環境に汚れや埃がないか確認しましょう。

●体液汚染時の消毒

　血液、便、尿、嘔吐物などの体液による汚染があった場合、ガーゼやペーパータオルな

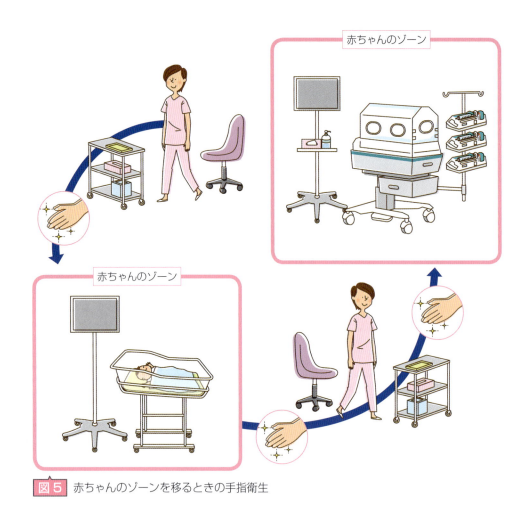

図5 赤ちゃんのゾーンを移るときの手指衛生

どで汚染物をしっかり除去してから消毒をします。消毒剤は 0.1%（1,000ppm）次亜塩素酸ナトリウム液の使用が推奨されています。作業者はマスクや手袋などの個人防護具を使用し、目や呼吸器系の粘膜を刺激から守りましょう。次亜塩素酸ナトリウム液は金属腐食性があるため、金属部分に使用した場合は、水拭きが必要です。また、使用中の保育器やリネン類が汚染した場合は、速やかに交換し、赤ちゃんがいる場所で消毒作業をすることは避けましょう。

● **高頻度接触面の消毒**

　医療スタッフや面会者がよく触れる場所を高頻度接触面といいます。NICU 内の高頻度接触面は、医療機器のスイッチやキーボード、保育器の手入れ窓、ドアノブなどです。これらの部位は少なくとも 1 日 1 回中性洗剤や消毒用エタノールで拭きます。

第2章：赤ちゃんのケアの実際・まず押さえたい20のポイント

Q. 赤ちゃんの家族に注意してもらうことはありますか？

A. 手指衛生の実施と健康管理に注意してもらいます。

手指衛生を実施してもらう

　家族が赤ちゃんの面会に来た際には、医療スタッフと同様に手指衛生を実施してもらう必要があります。家族はNICUの中に入るだけで緊張しています。ナースが家族と一緒に手指衛生を実施すると、緊張せずに正しい手順を覚えてもらうことができます。また、赤ちゃんの皮膚はデリケートで傷つきやすいことを説明し、爪を短めにすることや指輪や時計を外してから手指衛生を実施して、抱っこや授乳をするように指導します。基本的に面会者の更衣や靴の履き替えは不要です。

家族の健康管理を支援する

●赤ちゃんが入院したとき

　家族が健康であることは、赤ちゃんを感染症から守るためにも重要です。日々の体調管理に努めるようにお願いします。また、入院中に面会される家族の麻疹、風疹、流行性耳下腺炎、水痘などの感染症の罹患歴やワクチン接種歴などを聞き取り、感染が疑われる症状があった場合の対応について具体的に説明します。また、必要に応じ、家族にワクチン接種を勧めます。

●家族の面会時

　NICU内での感染症伝播を予防するため、面会の前に赤ちゃんの家族の体調を確認します。発熱・咳・咽頭痛・下痢・発疹など、感染症を疑う症状があった場合は、面会をお休みしてもらいます。特に、インフルエンザやノロウイルスなどの季節性感染症の流行時期は、面会に来た方だけでなく、面会者と同居している家族（同胞や祖父母）の体調も確認し、状況によっては感染症の潜伏期間を考慮した面会制限を実施します。

●赤ちゃんの退院に向けて

　家族が元気で過ごし赤ちゃんと笑顔で触れ合うことは、赤ちゃんへの愛着形成と家族のボンディングの形成につながります。赤ちゃんと家族が健康に過ごせるように、入院中はもちろん、退院後の生活の中でも手指衛生や咳エチケットなどの感染予防策ができるよう

に退院指導に取り入れます。

引用・参考文献

1) WHO Guidelines on Hand Hygiene in Health care : a Summary. http://apps.who.int/iris/bitstream/handle/10665/70126/WHO_IER_PSP_2009.07_eng.pdf ［2018.11.7］
2) CDC. Guideline for Hand Hygiene in Health-Care Settings. https://www.cdc.gov/mmwr/PDF/rr/rr5116.pdf ［2018.11.7］
3) 満田年宏．"医療施設における消毒と滅菌に関する勧告"．医療施設における消毒と滅菌のためのCDCガイドライン2008．東京，ヴァンメディカル，2009，132-4．
4) 坂木晴世．手洗いと手指消毒，手袋着用の優先順位とタイミングは？．Neonatal Care. 26（3），2013, 316-21.
5) 白井勝．"Q17 家族がNICUに入る際にどのようなことに注意してもらえばよいでしょうか？ 家族に面会を控えてもらわないといけない場合も教えてください"．新生児感染管理なるほどQ & A. Neonatal Care 秋季増刊. 大阪，メディカ出版，2014, 97-100.

{環境を整える}

Point! 2

光環境の調整

釧路赤十字病院小児科部長 **兼次洋介** かねし・ようすけ
静和会浅井病院精神科／国立精神・神経医療研究センター精神保健研究所睡眠・覚醒障害研究部
太田英伸 おおた・ひでのぶ

Q. NICUはずっと暗くしていた方がよいですか？

A. NICUの光環境は、明暗サイクルのある環境にしましょう。

　かつては、集中治療室であるNICUでは、重症な赤ちゃんを治療する必要があるため、昼夜を問わず明るい環境（恒明環境）を余儀なくされていました。しかし、早産児の目や睡眠の発達にとって、恒明環境が悪い影響を及ぼすであろうことが懸念されるようになり、1980年代には、暗い子宮内の環境に近づけようと、NICUの照度はなるべく一日中暗く（恒暗環境）、静かにしておく方がよいと考えられるようになりました。

　しかし、近年の研究によると、実は子宮内での胎児の動きや心拍数は、少なくとも妊娠中期からは昼夜の変化に合わせた約24時間周期のリズム（サーカディアン・リズム）を刻んでいることが明らかになりました[1]。これは、母親からサーカディアン・リズムに従って分泌されるメラトニンと呼ばれるホルモンが、胎盤・臍帯を通じて胎児に伝わっているためです。つまり、胎児は母親を通じてサーカディアン・リズムのある環境で成長していることになります。

　サーカディアン・リズムは、胎児の発達・発育に大変重要な役割を持つことが知られています。動物実験では、妊娠ラットを恒明環境に置いて、母親のサーカディアン・リズムを乱すことにより、胎児発育遅延になることが分かっています[2]。また、ヒトの疫学研究でも、夜勤シフトの仕事をしている妊婦には、妊孕性の低下、流産、早産、低出生体重児出産のリスクが高まることが分かっています[3]。

　出生後は母親から切り離されるため、赤ちゃんは自分でサーカディアン・リズムをつくり出す必要があります。最初は、母親からのホルモン刺激がなくなるため、体温・心拍・睡眠覚醒サイクルは3～4時間周期のリズム（ウルトラディアン・リズム）を認めますが、次第に新しい環境に適応して約24時間周期のサーカディアン・リズムを認めるようになります[4]。正期産児では、サーカディアン・リズムは

3カ月程度で成熟し、睡眠覚醒サイクルや体温・ホルモン分泌において約24時間周期のリズムが確立します[5]。このように、出生後の赤ちゃんがサーカディアン・リズムを発達させていく上で、一番重要なのが光刺激であり、この光刺激が目の光センサーを通じて生物時計の中枢がある視交叉上核に投射され、サーカディアン・リズムが形成されていきます。光刺激とはすなわち、昼は明るく、夜は暗くするという、明暗サイクルのある光環境＝明暗環境を意味します。

いくつかの臨床研究から、NICUを明暗環境とすることにより、恒明環境・恒暗環境と比較して、早産児のサーカディアン・リズムの発達が促され、さらには体重増加や頭囲の発育も促されることが分かっています[6]。なぜこのような明暗環境が、体重増加や頭囲発育を促すのかについての詳細なメカニズムは分かっていませんが、地球上のすべての種にとって、生物時計が刻む約24時間周期のサーカディアン・リズムはさまざまな生理現象を制御しており、新生児期の成長・発達に影響を与えるとしても不思議ではありません。

Q. 具体的には、どのような明るさの明暗サイクルにしたらよいですか？

A. 修正28週以上の早産児では、昼間は100〜500 Lux、夜間は30 Lux未満の光環境にしましょう。

光刺激に反応する際にはたらく目の光センサーは、基本的には修正週数に応じて発達していきます。修正28週未満の早産児の光センサーは、まだ十分に発達しておらず、ほとんど光に反応しません[7]。光センサーの発達には個人差があり、修正28週未満でも光に反応できる児もいますが、その割合は低く、光に対する反応性も弱いことが推測されます。よって、このように光に反応できない児に対しては、夜間に暗くすることに意味はなく、恒明環境で医療者が治療・ケアをしやすい環境を整えることが重要です。

修正28週以上の早産児では、光センサーがはたらき始めていて光に反応するため、昼は明るく、夜は暗い明暗サイクルのある光環境にすることが重要です。アメリカ小児科学会は、昼間照度は100〜200 Lux、夜間照度は5 Lux以下とすることを推奨しています[8]。しかし、その明確な根拠は示されていません。

光に対する身体の反応を調べる検査として、メラトニン分泌抑制テストがありま

す。メラトニンは、夜間に分泌され、睡眠を開始させるスイッチとなるホルモンです。成人では30 Lux以上でメラトニン分泌が抑えられることが分かっており[9]、少なくとも夜間照度は30 Lux未満に抑えることがよいと考えられます。

　昼間の照度に関してどの程度が適切なのかは分かっていませんが、1990年代にアメリカで実施された臨床研究では、平均照度447 Luxの恒明環境下で管理した極低出生体重児でも、未熟児網膜症の発生率に差はなかったことが分かっています[10]。私たちが普通に過ごしている部屋の昼間の照度は100〜2,000 Luxであり、昼の照度に関しては極端に明るすぎなければ問題ないといえます。よって昼間は、治療やケアを適切に行える100 Lux以上の照度をしっかりと確保することが重要です。

Q. 修正28週未満の早産児と正期産児が混合している状態のNICUでは、どのように明暗環境を調整したらよいのでしょうか？

A. NICU全体としては明暗環境にしましょう。修正28週以上の児については、夜間の照度を下げるため、保育器カバーやアイマスクを利用し、修正28週未満の児については、夜間は直進性の強いLEDライトを使用して医療・ケアに必要な照度を個別に確保しましょう。

　早産児の修正週数にかかわらず、NICUを明暗サイクルに維持することが基本です。そうすれば、明暗環境が識別できるようになった児は、自動的に明暗サイクルに同調した、睡眠・覚醒のサーカディアン・リズムの発達を開始します。

　明暗サイクルの識別を開始する時期には個人差がありますが、明暗サイクルを維持することで、この個人差の問題も解決することができます。一方、夜間は照度を5 Lux以下に抑えるための工夫が必要です。たとえば、特に平均的に光を感じ始める修正28週以上の児に関しては、夜間だけ保育器カバーやアイマスクを使用して、なるべく暗環境を提供できるようにする方法が有用です。なお、3時間ごと、15分以内であれば、夜間の処置の際に白色ライトを一時的に使用しても、児のサーカディアン・リズムには影響を及ぼさないことが報告されています[11]。そのため、一時的にライトを使用することを過剰に恐れる必要はなく、ケアを行う際に必要な光をしっかり使うことが、赤ちゃんの安全を確保する上では重要です。特にヒトの赤ちゃんでは目以外に光を感じるセンサーはなく、直進性の強いLEDを使い、顔に光が当たらないようにすれば、光刺激の影響をより効果的に抑えることができます。

また、修正 28 週未満の急性期の児に関しては、光に対する反応がないか感度が低いので、治療を優先し、24 時間明るい恒明環境の適応も考えた方が、医師・看護スタッフの処置も正確になり、結果的に児の治療利益につながります。そのため、夜間は周囲の修正 28 週以上の児に光が当たらないよう、直進性の強い LED ライトや手元の明かりを利用して、ケアに必要な明かりを個別に提供することが病棟管理として適切です。また、体位によっても目への光の当たり方は異なります。直接、顔や目に強い光が当たらないように配慮することは必要です。

Q. 夜間と昼間の時間の割合は、どうしたらよいですか？

A. 夜間と昼間の時間の割合は、「12 時間：12 時間」がよいとされていますが、少なくとも 9 時間は夜間の割合を確保しましょう。

　ヒト新生児で、夜と昼の時間の割合をどうすれば一番よいのかについて検討した研究はありません。一方、動物実験では、マウスの新生仔を対象に脳の生物時計の遺伝子発現を指標とした研究から、夜 12 時間、昼 12 時間で生物時計が安定することが報告されています。

　これらの研究によると、夜 8 時間、昼 16 時間の割合では、新生仔のサーカディアン・リズムは乱れ、その影響は大人になっても残ることが報告されています[12]。24 時間明るい恒明環境では、新生仔のサーカディアン・リズムはさらに崩れます。つまり、昼間の時間が長いほど、光環境としてはよくないことが分かっているため、少なくとも夜間の消灯時間は 9 時間以上確保した方がいいでしょう。

●理想的な NICU 光環境

　修正 28 週を目安として、早産児の発達段階に合わせて光環境を調整することが大切です。修正 28 週以上の児については「昼は明るく、夜は暗く」の明暗サイクルをつけることが重要です。昼間は、すべての児に関して、ケアに必要な 100〜500 Lux の照度を保ちます。自然光を取り入れた方が、より明るく季節も感じられてよいでしょう(図 1)。

　夜間は、修正 28 週未満の児は明るさを感じる力が弱いので、ケアに必要な照明を維持するために直進性の強い LED ライトを使用し、他の児への影響を最小限に抑えます。修正 28 週以上の児は 30 Lux 未満の暗環境として、処置に必要な際には短時間だけ手元を明るくするための LED ライトを使用し、処置を行います。ただ、暗い中で照明をつけるときは、赤ちゃんがびっくりしないように配慮しましょう。

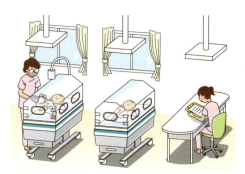

図1 昼間の照明

昼間は明るく、自然光も取り入れて、100〜500 Lux に。

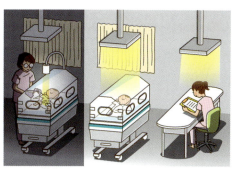

修正28週以上　　修正28週未満　ナースステーション

図2 夜間の照明

夜間は、修正28週以上は暗く、修正28週未満は明るくして、個別に光環境を調整する。

　ナースステーションでも、必要な部分のみを明るくするライトで業務に必要な照度を維持し、看護師の業務ストレスを少なくします（図2）。

引用・参考文献

1) Serón-Ferré, M. et al. Perinatal neuroendocrine regulation. Development of the circadian time-keeping system. Mol. Cell. Endocrinol. 186 (2), 2002, 169-73.
2) Mendez, N. et al. Timed maternal melatonin treatment reverses circadian disruption of the fetal adrenal clock imposed by exposure to constant light. PLos One. 7 (8), 2012, e0042713.
3) Aspholm, R. et al. Spontaneous abortions among Finnish flight attendants. J. Occup. Environ. Med. 41 (6), 1999, 486-91.
4) Weaver, DR. The suprachiasmatic nucleus : a 25-year retrospective. J. Biol. Rhythms. 13 (2), 1998, 100-12.
5) Rivkees, SA. Developing circadian rhythmicity in infants. Pediatr. Endocrinol. Rev. 1 (1), 2003, 38-45.
6) Morag, I. et al. Cycled light in the intensive care unit for preterm and low birth weight infants. Cochrane Database. Syst. Rev. 10 (8), 2016, CD006982.
7) Robinson, J. et al. Pupillary diameter and reaction to light in preterm neonates. Arch. Dis. Child. 65 (1 Spec No), 1990, 35-8.
8) Gilstrap, LC. et al. "Inpatient Perinatal Care Services." Guidelines for Perinatal Care. 5th ed. American Academy of Pediatrics. 2002, 51-2.
9) Zeitzer, JM. et al. Sensitivity of the human circadian pacemaker to nocturnal light : melatonin phase resetting and suppression. J. Physiol. 526 (Pt 3), 2000, 695-702.
10) Reynolds, JD. et al. Lack of efficacy of light reduction in preventing retinopathy of prematurity. Light Reduction in Retinopathy of Prematurity (LIGHT-ROP) Cooperative Group. N. Engl. J. Med. 338 (22), 1998, 1572-6.
11) Kaneshi, Y. et al. Influence of light exposure at nighttime on sleep development and body growth of preterm infants. Sci. Rep. 6, 2016, 21680.
12) Ohta, H. et al. Constant light disrupts the developing mouse biological clock. Pediatr. Res. 60 (3), 2006, 304-8.

{環境を整える}

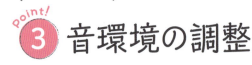

③ 音環境の調整

慶應義塾大学医学部小児科助教　**有光威志**　ありみつ・たけし

　お母さんのお腹の中の心地よい音環境で生活していた赤ちゃんは、出生後にNICUに入院すると、お母さんのお腹の中では聞いていなかった"不快な"音環境で生活することになります。NICUの音環境が赤ちゃんにどのように影響するか、赤ちゃんにとって"心地よい"対応とは何か、そのために医療従事者がどのような"優しさ"を持つ必要があるのか、考えてみましょう。

Q. NICUの音環境はどのように調整したらいいですか？

A. 医療従事者が優しい気持ちを持つことが必要です。

　NICUの音環境として、赤ちゃんがお母さんのお腹の中にいるときのような音環境が望ましいと考えられています。そこでまず、赤ちゃんがお母さんのお腹の中にいるときの音環境について考えてみましょう。お母さんのお腹の中の音環境とは、何でしょうか？　これまでの研究から、赤ちゃんはお母さんのお腹の中で、お母さんの心音、消化管の蠕動音、血管の血流の音やお母さんの話し声、さらに、お母さんと話しているお父さんなどの家族の声、音楽など、お母さんの周囲の環境音を聞いていることが報告されています。つまり、赤ちゃんがお母さんのお腹の中にいるときの音環境とは、お腹の中の赤ちゃんが聞いている音すべてなのです（図1）。

　また、赤ちゃんがお母さんのお腹の中で聞いている音の大きさは、45～55dBぐらいで比較的静かな音環境であるという報告もあれば、65dB以上の大きな音も聞こえる音環境であるという報告もあります。音の大きさの目安としては、表1[1～6]をご参照ください[1]。

　次に、NICUの音環境について考えてみましょう（図1）。NICUの音環境とは何でしょうか？　まず、モニターのアラーム音や医療機器の動作音を思いつく人が多いのではないかと思います。次に思いつくのは、医療従事者の話し声でしょうか？　NICUの音環境には、モニターのアラーム音や医療機器の動作音に加えて、医療従事者が医療機器を操作する音、人の話し声や足音などが含まれます。赤ちゃんがお母さんのお腹の中にいるときの音環境＝お腹の中の赤ちゃんが聞いている音すべて

第2章：赤ちゃんのケアの実際・まず押さえたい20のポイント

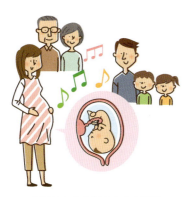
お母さんのお腹の中の音環境

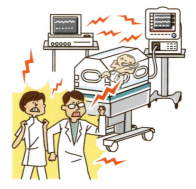
NICUの音環境

図1 赤ちゃんにとってのお母さんのお腹の中の音環境とNICUの音環境

表1 NICUの保育器内の環境音の大きさと環境音を起こす原因

音の大きさ (dB)	騒がしさ	機器音やスタッフの行為など	身近な例	音による人への影響
20〜30	とても静か	最新の保育器の手入れ窓を優しく閉める音（例：デュアルインキュi®）	木の葉のふれあう音、ささやき声、深夜の郊外	睡眠に好ましい（35dB以下）
40	静か	保育器のモーター音（例：V2100-G、デュアルインキュi®）、従来の保育器の手入れ窓を優しく閉める音（例：V-2100G）	平均的な自宅、図書館、深夜の市内	NICUで推奨される平均環境音の上限（45dB以下）
50			少ない交通量、エアコンの室外機始動時、静かな事務所	仕事に好ましい（50dB以下）
60	やや騒々しい	通常の会話		
70		呼吸器回路に結露が溜まって生じる音	掃除機、騒々しい街頭、キータイプ	不快
80	騒々しい	保育器を指で叩く、従来の保育器の手入れ窓をパチンと閉める音（例：V-2100G）	多い交通量、電話の着信音、電車が通る時のガード下	
90		保育器の下の金属製の棚の扉を閉める	道路工事、ドリル、大声	持続すると難聴
100	とても騒々しい	保育器の上に物を置く	芝刈り機、自動車のクラクション	
120	苦痛を感じるほど騒々しい	保育器をバンバン叩く	近くの雷鳴	痛みと苦痛
140			頭上30mにジェット機	

（文献1〜6を元に作成）

表2 NICUで減らした方が良い不快な音・増やした方が良い心地よい音

不快な音	心地よい音
・保育器の手入れ窓・処置窓を開閉する際の音 ・保育器の上に物を置いたり、叩いたりする際の音 ・人工呼吸器回路の結露の音 ・アラームの音 ・調乳や調剤、ゴミ箱・棚の開閉などの行為の音 ・赤ちゃんの近くでの大声 ・医療機器の動作音 ・NICU内の空調など設備の音	・お母さん、お父さんなど家族やスタッフの話し声 ・子守唄などの歌声 ・音楽

（文献2を元に作成）

であったように、NICUでの赤ちゃんの音環境＝NICUで赤ちゃんが聞いている音すべてになります。

ここで、図1を見ながら、赤ちゃんがお母さんのお腹の中にいるときの音環境とNICUの音環境を比べてみましょう。そうすると、お腹の中にいるときは聞いていなかったのにNICUに入院すると聞こえる音と、お腹の中にいるときは聞いていた音なのにNICUに入院すると聞こえない音があります。特に医療従事者が医療機器を取り扱う際に出る音や人の話し声は大きく、70dB以上になることがあります（表1）[1～6]。NICUの音環境の調整とは、お腹の中にいるときは聞いていなかったのにNICUに入院すると聞こえてしまう不快な音を減らし、お腹の中にいるときは聞いていた音なのにNICUに入院すると聞こえなくなってしまう心地よい音を増やすことなのです（表2）[2]。

さて、NICUの音環境はどのように調整したらよいのでしょうか？　赤ちゃんにとって不快な音を減らし心地よい音環境にするためには、医療従事者の優しい気持ちが必要です。優しい気持ちがないと、保育器の上に無造作に物を置いたり（中の赤ちゃんにとって突発的な高騒音となる）、無意識に手入れ窓を閉めて大きな音を立てたり、モニターのアラームを鳴らしたままにしたり、赤ちゃんの近くで大きな声で話したりします。医療従事者は一人ひとりが赤ちゃんのために一生懸命働いていますが、治療やケアは赤ちゃんの一生に関わるため、医療者間で意見が異なることがあるかもしれません。そのため、優しい気持ちを持つことがしばしば困難になります。しかし、お互いが優しい気持ちを持てなければ、赤ちゃんのためによい音環境を調整することはできません。自分自身も隣の人も、全員が赤ちゃんの音環境を調

整する役割を持っています。心地よい音環境を保つための優しい気持ちを忘れずに、赤ちゃんのためにも、意見が異なるときにも相手を尊重したコミュニケーションを心掛けるようにしましょう。

しかし、医療従事者がどんなに優しい気持ちを持っていても、NICUの設計デザインや医療機器自体の動作音のため、赤ちゃんにとって不快な音を減らせないことがあります。その場合は、保育器の設置場所を変える、薬剤調整・調乳など音が出る行為をする場所を変える、回診や会議の場所を変えるなどを試みることで調整できます。また、医療機器メーカーも、赤ちゃんにとって不快な音である医療機器の動作音を減らす努力をしています（図2）[1]。このような医療機器メーカーの優しい気持ちも、NICUの音環境の調整には重要な役割を果たしています。

赤ちゃんにとって心地よい音を増やす方法について、以下に説明します。

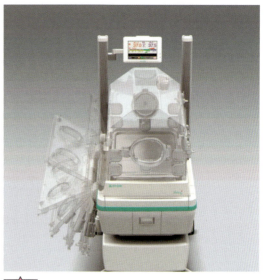

図2 新しい保育器は扱うときに大きな音がしにくい（デュアルインキュi®、写真提供：アトムメディカル株式会社）
新しい保育器では、処置窓を開くときに、手を放しても自然にゆっくり倒れるので、処置窓が保育器本体に当たらず、音がしない。

Q. 話し掛けたり、音楽を聞かせたりしていいですか？

A. 話し掛けたり、音楽を聞かせたりしてかまいません。

図1・表2[2]で示したように、人の話し声や音楽は、赤ちゃんにとって心地よい音であり、NICUの音環境の調整において、増やした方が良い音です。これまでの私たちの研究から、正期産児の赤ちゃんの脳がイントネーションやメロディーの変化を聞くと特別な反応をすることや、そのような脳反応がNICUに入院している早産児の赤ちゃんでも成熟していくことが分かりました（図3[3]、図4[5]）。赤ちゃんがお母さんのお腹の中で一番よく聞いているのは、お母さんの声です。これまでの私たちの研究から、赤ちゃんは生後間もなくから、お母さんの声に対しては前頭葉

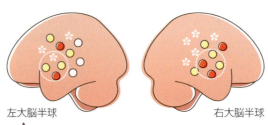

図3 赤ちゃんはイントネーションの変化を聞くと、大人のように右大脳半球優位な脳反応を示す
（文献3より引用改変）

破線で囲んだ部分が聴覚野近傍。赤〜黄〜白の順で脳反応が強いことを示している。左大脳半球より右大脳半球の聴覚野近傍のほうが、色が赤に近く、脳反応が強いことが分かる。

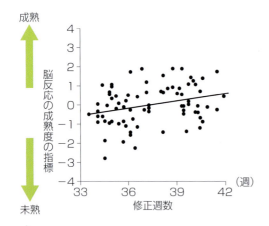

図4 音に対する赤ちゃんの脳反応は成熟していく（文献5より引用）

早産児の赤ちゃんの音に対する脳反応は、大人の音に対する脳反応と異なる。しかし、修正週数が進むと、脳反応が成熟し、大人の脳反応に近づくことが示されている。

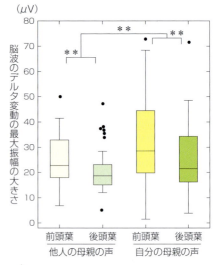

図5 赤ちゃんは自分のお母さんの声を聞くと前頭葉が活性化する（文献6を元に作成）

赤ちゃんは自分のお母さんの声を聞くと、前頭葉の脳波の反応が大きくなることが示されている。この研究では、お母さんの声を聞くと、赤ちゃんの自律神経系の調節などを介して、赤ちゃんの乱れている呼吸を安定させることが示唆された。

が特別な脳反応をすることが示されています（図5）[6]。さらに、臨床研究からは、NICUに入院している赤ちゃんにお母さんの声を聞かせると、呼吸や循環が安定し、脳の発達に良い影響を与えるという報告や、人の話し声を聞く回数が多いほど将来の発達指数が良いという報告があります。しかも、このような話し声による良い影

響は、お母さんの声に限りません。お父さんやNICUのスタッフの声でも、お母さんの声と同じような効果があると報告されています。

　また、音楽については、両親が歌う子守唄が、NICUに入院している赤ちゃんの呼吸や循環によい影響を与えるという研究がたくさんあります。子守唄を歌うのは、両親ではなく医療スタッフでも構いません。そのほかにもモーツァルトの音楽や生演奏でも同様の効果があることが報告されています。

　これまでの報告では、家族が赤ちゃんに話し掛ける時間の長さについては制限がなく、音楽を聞かせる時間の長さについては1回10～30分を1日1～3回程度が目安のようです。ここで大切なことは、家族の声をNICUに入院している赤ちゃんにしっかり伝える＝聞かせることです。そのためには、NICUに来た家族が、閉鎖式保育器の手入れ窓を開けて、赤ちゃんに聞こえる声の大きさで話し掛けたり歌ったりする必要があります。ところが実際のNICUでは、面会に来た家族は閉鎖式保育器の手入れ窓が閉まったままの状態で、ひそひそ声で赤ちゃんに向かって話し掛けている姿をしばしば見かけます。残念ながら、それでは赤ちゃんは、家族の声がよく聞こえず、心地よい気持ちにはなりません。家族が赤ちゃんに話し掛けるときの声の大きさや歌うときの声の大きさの目安は、最大55～65dBとされることが多く、私たちが普段の日常会話で話すときの声の大きさとほぼ同じか少し小さい音の大きさです。NICUに来た家族が普段と同じような声の大きさで赤ちゃんとお話するためには、プライバシーの保護・リラックスできる空間が欠かせません。大部屋ではパーテーションなどを用いて、面会している家族と赤ちゃんが、直接医療従事者の目に触れないようにする配慮が必要です。NICUに入院している赤ちゃんは重症な児が多く、両親の気持ちが落ち込み、面会に来たくなくなったり、面会中も悲しい気持ちになってしまったりすることも多々あります。医療従事者は、そのような家族が、NICUに行くのが楽しみになり、リラックスして滞在できる空間を提供できるように配慮したり、優しい気持ちを持つことが必要です[7]。

＊　　　＊　　　＊

　音環境の調整には、NICUに入院している赤ちゃんにとって不快な音を減らす優しさと、心地よい音を増やす優しさの両方の優しさが必要です。特に家族が赤ちゃんに直接声を掛けてあげることの大切さ、そして医療従事者がその環境づくりのために配慮することの重要性を理解していただけたらと思います。赤ちゃんに関わる一人ひとりがあたたかい心を持って、私たち自身がお互いにあたたかい人間関係を築くことで、赤ちゃんにあたたかい

音環境を届けることができるようになります[2]。

引用・参考文献

1) 有光威志ほか. 音環境の調整の実践と「なぜ？」. Neonatal Care. 29（11）. 2016. 1051-9.
2) 有光威志. "NICUの環境デザイン". 標準ディベロップメンタルケア. 改訂2版. 日本ディベロップメンタルケア（DC）研究会編. 大阪, メディカ出版, 2018, 181-98.
3) Arimitsu, T. et al. Functional hemispheric specialization in processing phonemic and prosodic auditory changes in neonates. Front. Psychol. 2, 2011, 202.
4) Arimitsu, T. et al. Assessment of Developing Speech Perception in Preterm Infants Using Near-Infrared Spectroscopy. Neo. Reviews. 16（8）, 2015, e481-9.
5) Arimtisu, T. et al. The cerebral hemodynamic response to phonetic changes of speech in preterm and term infants : The impact of postmenstrual age. Neuroimage. Clin. 19, 2018, 599-606.
6) Uchida, MO. et al. Effect of mother's voice on neonatal respiratory activity and EEG delta amplitude. Dev Psychobiol. 60（2）, 2018, 140-9.
7) White, RD. et al. Committee to Establish Recommended Standards for Newborn ICU Design. Recommended standards for newborn ICU design, eighth edition. J. Perinatol. 33（Suppl 1）, 2013, S2-16.

{ 赤ちゃんの状態を整えるケア }

Point! 4

身体計測

杏林大学医学部付属病院 NICU/GCU、
新生児集中ケア認定看護師　茂木美千代　もぎ・みちよ

Q. 赤ちゃんの体重測定を行うときは、何に注意したらよいですか？

A. できるだけ時間帯を同じにするなど、同一条件で測定するようにします。

　体重測定は赤ちゃんの成長・発達や栄養状態、水分出納状態などを把握し、治療方針を決定するため必要です。

　体重測定は前回測定した体重からの増減を正確に評価するために、できるだけ授乳前や同じ時間帯に実施するなど、同一条件で測定するようにします。しかし、移動時の体温低下や身体を動かすことで全身状態に変化が起こるなど、赤ちゃんにとってストレスや侵襲が大きい看護ケアの一つです。清潔ケアや保育器交換など、保育器外に出るタイミングや赤ちゃんの睡眠-覚醒状態（State）に合わせて実施する時間帯を検討しましょう。ただし、清拭によって体温が低下する可能性もあるため、体重測定直前には清拭を行わないなど、個々の状態によってケア調整を行う必要があります。

　体重測定方法には保育器外で行う方法と保育器内で行う方法（吊り下げ式・体重測定機能内蔵式）があります（表）。それぞれの特徴、メリット、デメリットを踏まえて赤ちゃんに合った方法を選ぶことが大切です。また、前回どの方法で体重測定を行ったのか、体重測定によって赤ちゃんの体温はどう変化したのか、体重測定による侵襲はどうだったかを考慮して体重測定方法を選択します。

測定前の注意点と観察点

　赤ちゃんの状態から、体重測定を行う必要があるかアセスメントし、ディスカッションします。

● 前回の体重と測定日

体重の増減が適正であるか評価します。

表 保育器外体重測定と保育器内体重測定のメリットとデメリット

	保育器外体重測定	保育器内体重測定	
		吊り下げ式	体重測定機能内蔵式
メリット	・測定方法が簡便 ・測定中に保育器やコットのリネン交換や清掃が行いやすい ・測定中に保育器交換を同時に行える	・保育器内で実施できるため体温が下がりにくい ・移動によるストレスが少ない	・人工呼吸器やモニターを装着したまま測定が可能 ・保育器内で実施できるため体温が下がりにくい ・移動によるストレスが少ない
デメリット	・保育器内温度・湿度が高いほど、保育器外に出ることで体温が下がりやすい ・輸液ルートなどが引っ張られやすい ・一時的に呼吸器から離脱せざるを得ない ・移動時、転落の危険がある ・移動によるストレスが大きい	・吊るすため、落下の危険がある ・頭の方が重いため、風袋で吊るしたときにバランスが崩れやすい	・測定方法に慣れないと正しく測定できない場合がある

●前回測定後の体温変化

体重測定による体温変動を見て、体重測定を行うことでの影響の程度を予測します。

●測定前の体温

体重測定を行う前の体温はどうか、低下傾向なのか、上昇傾向なのかを把握します。体温が低めの場合や低下傾向にある場合は、体重測定前に保育器温度を調整します。

●保育器内温度・湿度

前回の体重測定後に体温低下が見られた場合は、体重測定前に保育器温度を0.3〜0.5℃程度上げておきます。しかし、上げておくことで高体温になるリスクもあるため、予防的に保育器内温度を上げておくか十分に検討が必要です。

●空調の位置、室温・湿度

保育器外で体重測定を行う場合、空調の風が直接当たると対流により体温が低下する可能性があるため、保育器や体重計の位置を調整し、直接空調の風が当たらないようにします。室温・湿度もあらかじめ確認しておきます。

●リネン

吊り下げ式に使用する風袋や交換するリネンはあらかじめ温めておき、伝導による熱喪失を最小限にします。赤ちゃんをくるんで体重測定をする場合も同様です。

●全身状態

体重測定を実施できる状態か判断します。気道や口鼻腔に分泌物が貯留している場合、体重測定により分泌物が移動し、呼吸状態が悪化する可能性があります。気管挿管や気管切開をしている赤ちゃんの場合、体重測定前に気管や口鼻腔の吸引を行います。

●オムツ交換

オムツを着けたまま計測するなど、羞恥心への配慮も必要です。赤ちゃんの状態に合わせてオムツ交換を行い、体重から差し引きます。

測定時の注意点と観察点

●必要人員の確保

体重測定を安全かつストレスや侵襲を最小限にできるよう、赤ちゃんの状態によって必要な人員を確保します。特に気管挿管や気管切開、輸液ルートが多い場合は複数人で行い、測定開始前に役割を決めて行うとスムーズです。

●物品の位置

保育器内体重測定の場合は、赤ちゃんの周りにあるルートやコード類、リネンなど、保育器内を整理してから行います。保育器外体重測定の場合は、体重計に移動しても輸液ルートが引っ張られない位置に体重計を設置します。気管挿管で用手換気する場合や口元に酸素を吹き流しにするなどで流量膨張式バッグを使用する場合は、安全に使用できるよう酸素チューブの長さや体重計の位置を調整します。

●チューブ・輸液ルート類

気管チューブや胃管、十二指腸カテーテルなど、チューブ類が挿入されている場合、体重測定前に固定テープが剥がれていないか、適切な挿入長か確認します。固定が緩んでいると体重測定時に抜去するリスクが高いため、再固定してから実施します。

末梢静脈挿入式中心静脈カテーテル（peripherally inserted central venous catheter：PIカテーテル）などの輸液ルートがある場合、ルートが引っ張られないか、絡まりがないかを確認し、ゆとりを持って測定します。特に臍帯カテーテルが挿入されている場合は事故抜去の可能性が高くなるため、より注意が必要です。動脈ラインの場合は体重測

定後、0点校正を行います。気管チューブの場合は、移動時や手で身体を持ち上げるときに計画外抜管するリスクが高いため、頸部の角度や赤ちゃんの動きに注意し、目を離さないようにします。

●人工呼吸器・保育器内酸素・NHFなど

保育器内体重測定は人工呼吸器から離脱せずに測定でき、赤ちゃんへの負担を少なくできます。しかし、そのまま行おうとすると赤ちゃんを動かすときに人工呼吸器回路が引っ張られ、抜管する可能性があります。測定時は呼吸器回路の固定を緩め、赤ちゃんと一緒に持ち上げ、回路が引っ張られないようにします。このときに回路内に水が溜まっていると気管チューブ内に流入する可能性があるため、測定前に呼吸器回路内の水を取り除いておきます。

保育器外体重測定は一時的に人工呼吸器から離脱しなくてはならないため、赤ちゃんが離脱できる状態か判断します。保育器外に出たら流量膨張式バッグまたは自己膨張式バッグで用手換気します。保育器内酸素を使用している場合は、口元に酸素を流しながら測定します。

呼気吸気変換方式経鼻的持続陽圧呼吸法（nasal directional positive airway pressure：N-DPAP）の場合、一時的に離脱できる状態であれば外して測定します。NHF（nasal high flow）や経鼻酸素の場合は装着したまま測定が可能です（図）。

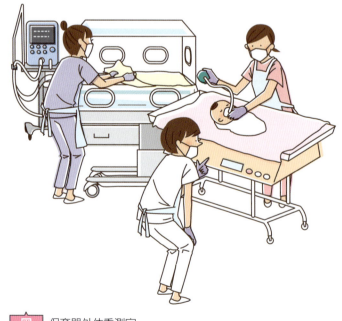

図　保育器外体重測定

●体温低下防止

保育器外で測定する場合、対流による体温低下を防ぐため、体重計が空調の直下にならないようにします。リネンで包み込み、肌の露出を最小限にして測定することで、体温低下防止やストレスの軽減につながります。リネンはあらかじめ計測しておくか、体重測定後に計測し、測定値から差し引いて体重を出します。使用するリネンは使用前に温めておき、伝導による熱喪失を予防します。また、測定後すぐに包み込んでいたリネンを外すと、保育器内に戻るときに露出部が多くなり、熱喪失や啼泣、ストレスサインの出現につながります。保育器内でホールディングしながら外すなど、赤ちゃんの反応を見ながら行います。

●State

赤ちゃんへのストレスを最小限にするために、深睡眠（State1）時には行わないようにします。優しくホールディングし、そっと声を掛けて覚醒を促してから行います。また激しく啼泣しているときは、正確な測定ができない場合があるので、赤ちゃんをなだめて落ち着かせてから行うようにします。

●モニター

体重測定機能内蔵式の保育器の場合は、電極を装着したまま測定が可能です。保育器外体重測定と吊り下げ式の場合は心電図電極と経皮的動脈血酸素飽和度（percutaneous oxygen saturation；SpO$_2$）センサーを外して測定します。体重測定直前までモニタリングできるよう一番最後に外します。赤ちゃんの状態によっては、装着したままの測定を検討します。

●転落防止

吊り下げ式の場合、風袋の落下の危険もあるため、必ず風袋に触れないよう注意しながら手を添えておくことが大切です。保育器外で測定する場合は転落の危険もあるため、赤ちゃんの予期せぬ動きを念頭に体重計上で行い、移動時には十分注意します。

●測定値

前回の測定値からの増減が著しく大きい場合は、もう一度測定します。または2回測定し、値が異なる場合は中央値を測定値とするなど、施設ごとに定めた方法で測定します。しかし、複数回測定することで赤ちゃんへの侵襲やストレスも大きくなるため、赤ちゃんの状態に合わせて正確に測定することが大切です。

測定後の注意点と観察点

●測定後の体温変化
　体重測定直後だけでなく、徐々に体温が下降することがあるため、注意が必要です。表皮温が戻っていても深部温が下降したままのこともあるため、腋窩温が著しく下降した場合やなかなか上昇しない場合は深部温の測定を考慮します。

●保育器内温度・湿度
　予防的に保育器内温度を上げた場合、体重測定後に体温を測定し、上昇傾向にあれば保育器内温度を戻します。保育器内温度を上げたままにしておくと、その後体温が上昇することもあるため、体温変動に注意し、保育器内温度を調整します。

●チューブ・輸液ルート類
　体重測定で移動しているため、絡みがないか、引っ張られていないか、保育器に挟まっていないか、逆血していないか、挿入長は浅くなっていないか、抜けていないかなどを確認し、保育器内を整理整頓します。

●清潔ケア
　全身状態が安定し、体重測定による体温変化が少ない赤ちゃんの場合、沐浴などの清潔ケアの前に体重測定を行います。しかし、保育器に入っている赤ちゃんなど、体重測定によって体温が変動する場合は、体温が安定してから清潔ケアを行うようにします。また、体温変動に合わせて清潔ケアの方法も検討します。

Q. 赤ちゃんの頭囲や身長をなぜ定期的に測定するのですか？

A. 順調な発育を確認するためです。

　身体計測で得られた数値は、赤ちゃんの成長・発達、栄養状態、水分出納バランスを把握し、治療内容を決定する上で必要な情報です。早産児の身体発育は、予定日ごろまでに発育が追いつくのが理想です。修正週数で評価し、胎児期の発育速度に近いかを見る必要があります。赤ちゃんの出生後の成長指標として、早産児の場合は厚生労働科学研究班の在胎期間別出生時体格標準値を参考に評価するとよいでしょう（1章2〔p.15〕参照）。

　頭囲は生後1年間で急速に増加し、1歳児の頭囲はすでに成人の80%となります。頭囲の増加はほぼ脳容積の増大と並行しており、頭囲の増加は脳の順調な発育

を示します。低出生体重児では、頭囲の発達がその後の知能の予後と比較的相関するとされているため、体重だけではなく、頭囲の発達経過を見ていく必要があります。また、水頭症などの脳室拡大を伴う疾患では急激な頭囲増加が見られることがあるため、早産児や低出生体重児以外の児においても、定期的な頭囲測定と評価が大切です。

　頭囲、身長ともに月1回は測定し、どのくらい増加したか、急激な増加はないかを評価します。水頭症の場合は医師と相談し、測定間隔を定めて評価します。毎月の測定値をグラフ化し、成長曲線で見ると、赤ちゃん個々の成長・発達を評価しやすいです。

引用・参考文献

1) 仁志田博司. "発育・発達とその評価". 新生児学入門. 第4版. 東京, 医学書院, 2012, 27-47.
2) 板橋家頭夫ほか. 新しい在胎期間別出生時体格標準値の導入について. 日本小児科学会雑誌. 114 (8), 2010, 1271-93.
3) 杉崎美咲. 体重測定（閉鎖式保育器内・外）. Neonatal Care. 25 (4), 2012, 382-83.
4) 齋藤有希江. バイタルサイン測定と身体計測. Neonatal Care. 26 (12), 2013, 1286-90.

{赤ちゃんの状態を整えるケア}

バイタルサイン測定

杏林大学医学部付属病院 NICU/GCU、
新生児集中ケア認定看護師 **茂木美千代** もぎ・みちよ

Q. バイタルサインはどうやって測定したらいいですか？

A. 正確な測定値を得るため、赤ちゃんの安静を保てる方法で測定します。

● なぜバイタルサインを測定するの？

◉ 全身状態の把握、異常の早期発見や対応のため

　赤ちゃんは言葉で自分の状態や苦しさなどを伝えられません。「いつもとちょっと違う？」「普段の数値より少し低い？」などといった少しの違いに気づき、重篤な状態になるのを防ぐことが大切です。そのため、基準値と、普段や安静時の状態を把握しておきます。

◉ 赤ちゃんは体温変動しやすい

　赤ちゃんは体温調節可能温度域が狭いため、環境温や保育器の開窓、処置などによって容易に低体温や高体温になります。そのため処置や看護ケアによる介入が多いと、赤ちゃんは容易に体温変動を来します。さらに、低体温になると代謝性アシドーシスへ移行するなど全身への影響も大きくなります。室温・保育器内温度・湿度、皮膚の成熟度、体重、週数や全身状態によって体温変動の程度も異なるため、より細やかな観察が必要になります。ほとんどの赤ちゃんは体温をモニタリングしていないため、体温変動を予測して測定し、保育器内温度・湿度、衣類などを調整する必要があります。

◉ 呼吸調節機構や循環動態も未熟

　予備力が乏しく、容易に呼吸循環状態も変動するため、バイタルサイン測定や持続モニタリングが必要です。

● 測定時はどの体位がよい？

◉ 基本的には観察しやすい仰臥位で測定する

　仰臥位は、他の体位に比べ、陥没呼吸などの異常呼吸の観察や心音聴取などが行いやすいです。側臥位や腹臥位の場合、できる限り仰臥位にして測定します。しっかりホールディングしながら、赤ちゃんをゆっくり転がすようにしてやさしく体位変換します。体位変換後、赤ちゃんが安定したことを確認してから測定するようにします。

- **仰臥位以外の体位の場合**

呼吸・循環状態が維持できない場合や安静が保てない場合、仰臥位に戻そうとすると、状態が悪化したり、覚醒してしまうことがあります。その場合は、そのままの体位で測定し、測定時の体位が分かるよう記録しておきます。体位によって呼吸・循環状態がどのように変化するか、把握することも大切です。

● どの順に測定したらよい？

赤ちゃんの安静を保てるよう呼吸数→心拍数→呼吸音→血圧→体温→その他の順で測定します。心拍数の前に呼吸音を聴取すると、聴診器が触れた刺激によって心拍数が変動したり、覚醒してしまい、安静時の心拍数を測定できない可能性があります。できる項目から始めるとよいでしょう。

また、聴診器は赤ちゃんの大きさに合ったサイズを選択します。保育器に入っている赤ちゃんの場合は、聴診器を閉鎖式保育器内やヒーターで温めておき、聴診時に冷たくないようにします。

● どうやって測定する？

赤ちゃんにとって負担や不快にならないよう考慮しながら測定することが大切です。ストレスなく安定して測定できているか、常に赤ちゃんの反応に合わせ、赤ちゃんの気持ちを考えて測定します。測定中に赤ちゃんが覚醒したり啼泣した場合は、中断し、ホールディングや抱っこをして落ち着かせてあげます。バイタルサイン測定時の主な観察ポイントを表に示します。

- **呼　吸**

呼吸数は赤ちゃんに触れずに保育器外から1分間測定します。衣服を着ている場合は胸郭の動きが分かるよう、起こさないように、そっと必要最小限露出して観察します。胸郭の動きが分かりにくい場合、赤ちゃんの胸郭にそっと手を当てて測定することも可能ですが、触れることで起こしてしまう可能性もあります。その場合は、赤ちゃんに手を当て、

表 バイタルサイン測定時の主な観察ポイント

呼吸	呼吸数、呼吸音（肺雑音の有無、左右差）、呼吸パターン（周期性呼吸など）、異常呼吸の有無（多呼吸、呻吟、陥没呼吸、鼻翼呼吸などの努力呼吸）
循環	心音、心雑音の有無、リズム不整の有無、血圧、皮膚温・深部温、末梢冷感・熱感、チアノーゼの有無、浮腫の有無
皮膚	顔色、皮膚色、発赤・発疹の有無、へそ周囲の皮膚状態、その他全身の皮膚状態
頭部	大泉門の状態（陥没・膨隆・緊満の程度）、産瘤・頭血腫の有無、骨縫合の状態
顔	眼脂の有無、眼の動き、対光反射の有無、眼球結膜の状態
腹部	腸蠕動音、腹部膨満の程度、腸蛇行の有無、腹壁色、へそ状態
排泄	尿量・色調・回数、便量・性状・回数、外陰部の状態
その他	筋緊張の有無、四肢の動き、活気、State

しばらくして呼吸が安定してから測定を始めます。呼吸数とともに呼吸パターンも観察します。

呼吸音は心拍数を測定した後に、上葉から順に左右交互に、左右差、肺雑音がないか聴診します。その他、陥没呼吸などの異常呼吸がないか衣服を外して観察します。

◉心　拍

心拍数を1分間聴取して測定します。その際、心雑音の有無やリズムも一緒に観察します。聴診器のベル面は低音を聴取するのに適しているため、心音や心雑音はベル面で聴取します。腹臥位の場合、側胸部または背部に聴診器を当てて聴診します。その場合、心音を聴取すると呼吸音と混じり、正確に聞き取りにくいことがあります。体位変換時や仰臥位のときに心音を再度聴取し、心雑音を正確に評価します。

◉血　圧

上腕または大腿の同一部位で測定します。先天性心疾患の病態によっては上下肢の2カ所で測定します。

カフのサイズは測定部位の3分の2の幅になるものを選択し、上腕または大腿動脈がカフに表示された部分に当たるように巻いて測定します（図1）。カフの種類によって表示が異なるため、方法を確認してから使用します。

測定中に上下肢が伸展したり、覚醒しやすくなることがあります。上下肢をホールディングしながら測定するなど、安定して測定できるようにします。一定時間ごとの連続測定が必要な場合、カフを巻いたままにすると、圧迫や皮膚との密着により末梢循環不全や皮膚トラブルが生じる可能性があるため、注意が必要です。

◉体　温

測定部位によって測定温度が異なることがあるため、同一部位で測定します。電子体温

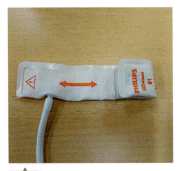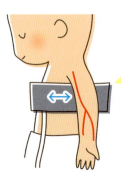

図1　カフの当て方

カフの↔ラインが上腕動脈に当たる位置に巻く。

計は予測式のため、測定時間によって予測体温と実測体温が測定されます。また体温計の機種によって測定までの時間が異なる場合があるため、同じ体温計を使用することと、使用している体温計の特徴を知っておくことも大切です。

　赤ちゃんの腋窩が汗などで濡れていないか確認し、45°の角度で体温計を挿入します。腋窩で測定する場合、低出生体重児は皮下脂肪が少ないため、体温計が密着しにくく正しく測定されない可能性があります。腕と体幹がしっかり密着するよう支えて測定し、体温計を挿入したまま赤ちゃんから離れないようにします。

　後頸部は褐色脂肪細胞が豊富なため、体温が高めに出やすい部位です。皮下脂肪が少ない早産児や低出生体重児の場合、体温計の測温部全体が皮膚に密着せず測定値が安定しない可能性があるため、しっかり測温部全体を密着させて測定します。

　体温変動が著しい場合や体温測定による侵襲を最小限にする場合は、体温プローブで持続モニタリングを行います。体温プローブ使用時は、プローブが適切に装着されているか常に観察し、赤ちゃんの状態に合わせて腋窩温や直腸温なども測定します。

　直腸温は排泄物による影響を受けやすく侵襲やストレスの大きい測定方法ですが、深部温を把握する上で必要です。バイタルサイン測定ごとではなく、出生時や腋窩温の変動が大きいときなど、測定する目的や全身状態、侵襲の程度を考慮して測定します。

● その他

　体温測定後に腸の走行に沿って腸蠕動音の聴診、腹部膨満の程度などの腹部症状の観察を行います。そのほか、大泉門や末梢冷感、浮腫、皮膚色、筋緊張などを観察します。バイタルサイン測定時だけでなく、授乳中や清潔ケア、オムツ交換時などにも全身状態を観察します。

Q. 測定のタイミングは、いつがよい？

A. 赤ちゃんが安定しているタイミングを見計らって測定します。

　バイタルサインは治療方針を大きく左右するため、測定値はとても重要になります。適切な測定値を得るために、バイタルサイン測定を業務的に行うのではなく、いつ、どのタイミングで測定するのがよいかをアセスメントします。どうしたら赤ちゃんに安定化のサイン、ストレスサインが出やすいのか、どういう関わりを好むのかを観察し、赤ちゃんが安定しているタイミングを見計らって測定します。

● 測定回数はどのくらい？

　赤ちゃんの状態によって必要な測定回数は異なります。ルチーンの回数だけでなく、状態が変化したときなどは随時測定し、全身状態を把握することが大切です。また前回測定した時間から一定の時間を空けて測定し、経過を見るようにします。

● 赤ちゃんの安静時のバイタルサインの数値を把握する

　安静時の数値を把握するには、前回測定値だけでなく、24 時間の経過、それ以前の全身状態や傾向を把握しておくことも必要です。各施設で使用している機器にもよりますが、経過表の表示方法を変更するとモニター値が反映され、傾向が把握しやすくなります（図2）。また、安静時の数値だけでなく、安定化のサインを把握しておくことで、測定するタイミングを見つけやすくなります。

● どの睡眠・覚醒状態（State）のときに測定する？

　State1～2 の眠っているときが呼吸も安定しており測定に適していますが、State3 でもモニターの数値が安定しているのであれば測定は可能です。ただし、聴診器が触れたり、身体に触れることで覚醒する可能性は State1～2 よりも高くなります。聴診器が触れたり、触ることで覚醒したり、啼泣しそうになる場合は、呼吸や心拍数の変動をモニターで観察したり、ホールディングしながらやさしく触れます。State4～6 は徐々に活動性も高くなるため、安静時のバイタルサインではなく、覚醒時のバイタルサインとして数値を把握しておきます。State4～6 の場合は、睡眠状態へ移行できるようホールディン

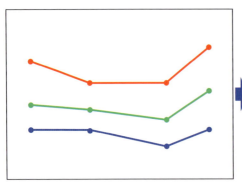

ⓐ 計測（入力）値のみ表示の場合
測定した時間以外は線で結ばれてしまうため、経過が分かりにくい。

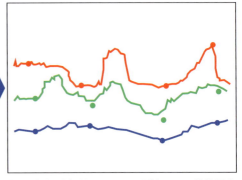

ⓑ 計測（入力）値とモニタで測定された数値両方を表示した場合
心拍数、呼吸数、SpO₂ の変動が分かるため、覚醒していたのか、状態が悪化してきているのかなど、時間経過による変化が分かりやすい。

図2 バイタルサインの経過表の表示方法の工夫

グや抱っこをしたりして、安定しているときに測定します。

●授乳後間もないときは測定しない

　注入・哺乳後は胃内容物により容積が増え、横隔膜が圧迫・挙上しやすい状態です。1回換気量が減少し、それを補おうと呼吸数が増えます。また、経口哺乳による疲労により呼吸数や心拍数が増えたり、呼吸が浅くなったりすることがあります。従って、注入・哺乳による影響が少ないときに測定します。また、注入・哺乳直後の呼吸数・心拍数はどのくらいか、安静時とどう違うかを知っておくことも大切です。

●清潔ケア、体重測定、吸引などのケア直後は測定しない

　活動性が高い状態なため、時間を空けてから測定します。State1〜2やモニター値が安定しているようであれば測定するなど、赤ちゃんの状態に応じて実施します。清潔ケアによる体温変動を把握するためにケア前後で体温測定する場合は、腋窩の水分を十分に拭き取ってから測定します。

●家族面会のとき

　家族の面会中は赤ちゃんと家族がゆったりと過ごせるよう、家族の状態も加味して、測定のタイミングを考慮できるとよいと思います。ただし、測定した方がよい状態や測定すべき状況の場合は、説明をしてから家族の前で行います。家族が赤ちゃんと過ごせる時間はいつまでなのかを聞き、家族とバイタルサイン測定を行う時間を調整したり、家族と一緒に体温を測定したりするなど、家族と一緒に行うこともよいでしょう。

引用・参考文献

1) 丹羽尚美. 新生児看護の"ワザ"と"コツ"たまご編：バイタルサイン測定. Neonatal Care. 29 (4), 2016, 335-40.
2) 齋藤有希江. 先輩ナースに聞いてみよう！赤ちゃんにやさしいNICUケア技術の「もうひとわざ」：バイタルサイン測定と身体計測. Neonatal Care. 26 (12), 2013, 1286-90.
3) 鬼澤典朗. 新生児のバイタルサインを整える技術：新生児におけるバイタルサインとその特徴. Neonatal Care. 22 (8), 2009, 800-6.
4) 冨松留美. ①心電図・心拍数. Neonatal Care. 25 (1), 2012, 14-8.
5) 藤井和江. ②呼吸数・呼吸運動. 前掲書4. 19-23.
6) 本村勅子. ③血圧. 前掲書4. 24-7.

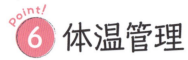

{赤ちゃんの状態を整えるケア}

Point! 6 体温管理

東海大学医学部付属病院 NICU 病棟主任、新生児集中ケア認定看護師　西　江利子　にし・えりこ

体温管理：はじめの一歩

　赤ちゃんの体温には、解剖学的・生理学的にも特徴があり、在胎週数や体重によっても管理方法はさまざまです。体温管理は生命維持の基本でありながら、体温調節機能が確立していない早産児・新生児は体温が不安定で変動しやすいため、むずかしい管理なのです。

　看護師は、体温のしくみを理解し、複合的な要因をアセスメントしながら早期に対処していくことが重要です。

新生児の体温の特徴を知ろう

①体重当たりの体表面積が大人の3倍あるが、皮下脂肪は大人の3分の1
　→熱は外界と直接接している表面から奪われていくため、体表面積が体重に比較して大きい新生児は熱喪失が大きくなります。

②新生児では振戦性熱産生（shivering）が起こらず、寒冷刺激によって褐色脂肪組織で非振戦性熱産生（non-shivering thermogenesis；NST）を行う（図1）
　→褐色脂肪組織は胎児期の在胎25週で出現し、40週まで徐々に増加し、肩甲骨、脊柱、腎周囲に多く分布しています。在胎週数が早いほど褐色脂肪組織が少なく、熱産生能力が低い状態です。

③体温調節可能温度域が狭く、環境温度に影響を受けやすい（図2）

Q. 赤ちゃんの体温調節で注意すべきことは何ですか？

A. 熱を奪われる要因や、体温が高くなる要因を考えながら、環境を整えます。

　注意したいのが、体温が正常だからといって、中性温度環境や至適温度環境にあると安心してはいけないことです。なぜなら赤ちゃんは、体温調節能力が十分ではなく体温調節可能領域が狭いため、至適温度環境の幅も狭くなるからです。

　しかし、中性温度環境を外れても異常体温にならないのは、赤ちゃんが自ら熱を

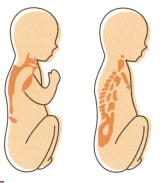

図1 新生児における褐色脂肪組織の分布
（文献4より引用）

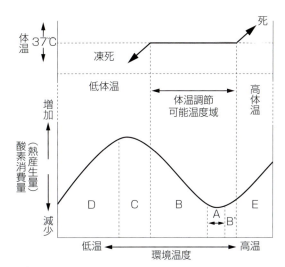

図2 環境温度の変化に対する恒温動物の反応（文献4より引用）

A：酸素消費量が最も少ない中性温度環境
B：酸素消費量は増加しているが、体温調節可能領域
B'：Aを超えると酸素消費量は増加するが体温調節可能領域
C：熱産生しても体温が低下していく
D：代謝が抑えられ酸素消費量が減少し、急速に体温が低下して死に至る（凍死）
E：中性温度環境より高くなると高温（熱中症）になり、死に至る

産生して、体温を正常範囲内に保とうと努めるためです[1]。そのため看護する上では、熱を奪われる要因や高くなる要因を考えながら、環境を整える必要があります。

皮膚温と深部温の違いを知ろう

深部温：直腸温、食道温、口腔内温
皮膚温：皮膚の表面温度

　体温は、環境から影響を受けて温度が変化する部位（皮膚温）と、影響を受けない部位（深部温）があります。身体各部によって温度は異なり、深部温は体温調節中枢によって一定に保たれていますが、皮膚温は容易に外界の影響を受けます。

　新生児の体温の移動は、身体の深部から体表へ向かって流れ、表層から外へ熱移動するため、皮膚温は深部温より低くなり温度差が生じます。

> **メモ** 看護のポイント
>
> 体温の変化を正しく観察するためには、測定方法や条件を一定に整えて適切な状態で測りましょう。

至適温度環境と中性温度環境

至適温度環境：個々の児に最適な温度環境
中性温度環境：体温維持に必要なエネルギー消費（酸素消費）が最小になる温度環境

> **メモ** 看護のポイント
>
> 新生児の至適体温 36.5〜37.5℃を保ちましょう。

熱喪失

熱喪失の経路には、①輻射、②対流、③伝導、④蒸散の4つが関係しています（図3）。
熱喪失には、新生児が置かれている環境、医療機器や物品などの因子が関係しており、この因子を遮断することが低体温への予防につながります（表1）。

①**輻　射**
　新生児の皮膚から周囲の環境へ熱が移動することで熱喪失が起こります。冷たい外壁や窓から保育器を離す、病室の室温を25〜26℃に維持することで熱喪失を減少できます。また閉鎖式保育器は、児を温めることが可能であり熱喪失を予防できます。閉鎖式保育器での加温の際は、高体温に注意しながら管理する必要があります。

②**対　流**
　皮膚表面に接する空気の流れによって生じる熱喪失です。特に開放式保育器やコットで管理する場合には、空調や人の出入りによる空気の流れにも影響されます。

③**伝　導**
　温かいものから冷たいものへ、直接接触している場合の熱喪失です。羊水で濡れたタオ

第2章：赤ちゃんのケアの実際・まず押さえたい20のポイント

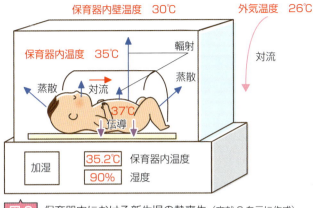

図3 保育器内における新生児の熱喪失（文献6を元に作成）

表1 熱の喪失経路と因子

熱喪失の経路	経路過程	規定因子
①輻射	皮膚から周囲の環境へ熱が移動する	保育器の壁の温度 室内温度、外気温度
②対流	皮膚に接する空気の温度と気流の速度によって起こる喪失	保育器内の温度 空気の流れ
③伝導	温かいものから冷たいものへ熱が奪われる熱喪失	冷たいリネン、冷たい手 湿ったオムツ
④蒸散	皮膚表面や気道粘膜から蒸散する気化熱により熱喪失	保育器内の湿度

ルをすぐに取り除く、オムツを濡れたままにしないことなどが重要です。あらかじめ、リネンや衣類、聴診器などを温めておくことで、熱喪失を最小限に留めることができます。

④蒸散

　皮膚表面や気道粘膜からの不感蒸泄による熱喪失です。出生直後の正期産児では、羊水を速やかに拭き取り乾燥させることで、不感蒸泄を最小にできます。早産児では、ポリエチレン製のもので覆うことや、在胎週数や体重に合わせて保育器内を加湿することで、蒸散による熱喪失を最小限にすることができます。

Q. 赤ちゃんをケアする温度・湿度環境はどう整えたらよいですか？

A. 在胎週数や体重を目安に温度と湿度を調節し、適切な環境を整えましょう。

　病棟の環境は、室温25～26℃、湿度50％前後が望ましいです。早産の赤ちゃ

んを保温する手段として保育器があります。体温調節が可能な温度領域が狭い赤ちゃんにとって、常に体温を一定に保つことは重要です。

　保育器は温度と湿度を調節でき、適切な環境を提供するのに最適な機器です。そして出生時の保育器内温度と湿度の設定の際には、在胎週数や体重を目安にします（表2）。

　しかし赤ちゃんは、体温を下げる機能が不十分、不感蒸泄が多いなどの理由から高体温や低体温に陥りやすいです。処置によって長時間の保育器窓を開放したり、環境温度・湿度を変更した場合には、1～2時間で変動しやすいです。体温が安定するまでは、体温プローブでの連続した測定や1～2時間ごとの測定や観察が必要になります。また体温測定によってストレスになる児は、ホールディングや包み込みの介助をしながら測定します。低体温・高体温の要因や赤ちゃんへの影響を理解して適切な温度環境・湿度環境を整えましょう。

低体温

定義：深部温（直腸温）が36.5℃未満

　低体温の原因には、環境温度の異常による外因性と、新生児の異常による内因性があります（表3）。低体温を認めた場合には、深部温と皮膚温の関係を確認しながら原因を考え、併せて注意すべき症状（表4）がないか総合的に観察する必要があります。

　低体温が持続すると、ノルエピネフリンの分泌により血管収縮が起こり、肺血管抵抗が増大し、新生児遷延性肺高血圧症（persistent pulmonary hypertension of the newborn；PPHN）や、組織の低酸素状態から嫌気性代謝が亢進し、代謝性アシドーシスを引き起こします。

高体温

定義：深部温（直腸温）が37.5℃以上

　高体温を認めた場合（表5）には、他の症状についても評価を行いましょう。外因性による原因が多い中で、他のバイタルサインの異常を認めた場合には、緊急対応が必要なことがあります。深部温に加えて皮膚温を測定し、要因が内因性か外因性であるかを評価しましょう。内因性による高体温の場合、皮膚温よりも直腸温が高くなります（表6）。

第 2 章：赤ちゃんのケアの実際・まず押さえたい 20 のポイント

表2 出生体重における保育器内温度と湿度の目安

出生体重（g）　（在胎週数）	保育器内温度（℃）	保育器内湿度（%）
1,000g 未満　（27 週未満）	35〜37	90
1,000〜1,500g　（27〜31 週）	35〜36	70
1,500g〜2,500g　（31〜36 週）	34〜35	60
2,500〜3,500g　（36〜40 週）	32〜34	60
3,500g 以上　（40 週以上）	31〜33	50

（文献 2 を元に作成）

表3 新生児の低体温の原因

- ●内因性（児の異常による）：直腸温≦皮膚温
  - 敗血症、髄膜炎
  - 中枢神経系異常
  - 甲状腺機能低下症
  - 低出生体重児
- ●外因性（温度環境の異常による）：直腸温＞皮膚温
  - 出生後の処置の問題（羊水を拭き取らず分娩室の冷たい環境に長時間置かれる）
  - 患児輸送中の問題（輸送用保育器の温度が十分でない）
  - 新生児室内の温度低下
  - サーボコントロールの異常による保育器内の温度低下

（文献 1 より転載）

表4 低体温の症状

	症　状
一般状態	活気不良、哺乳力低下、末梢冷感、乏尿
呼　吸	無呼吸、不規則な呼吸、チアノーゼ
循　環	徐脈、低血圧
中枢神経	痙攣
消化器	嘔吐、腹部膨満
皮　膚	蒼白、紅潮、大理石紋様

表5 高体温の症状

	症　状
一般状態	哺乳力低下、不活発、自動運動低下、尿量低下
呼　吸	多呼吸、努力呼吸、無呼吸、チアノーゼ
循　環	頻脈、心不全
中枢神経	痙攣、易刺激性
消化器	嘔吐、腹部膨満、下痢・血便
皮　膚	乾燥、多汗、紅潮

体温調整のしかた

◉低体温の場合

・タオルで包み込む、掛物を増やす。

・帽子や靴下を使用する。
・環境温度の調整：保育器内温度を 0.2〜0.3℃上げ、1 時間後に再検査を行う。
・保育器（開放式・閉鎖式）に収容する。

◉ 高体温の場合

外因性の場合、光線療法や経鼻的持続陽圧呼吸法（nasal continuous positive airway pressure；n-CPAP）などによる加温・加湿、包み過ぎや着せ過ぎが考えられ、適切に対応すれば高体温は一時的なものとなります。

以下の対応を行い、体温が正常値になるまでストレスサインに注意しながら観察していきましょう。

・タオルなどの掛物を外す。
・包み過ぎ、着せ過ぎを確認する。
・サーボコントロールの場合、皮膚プローブの装着を確認する。
・環境温度の調整：保育器内温度を 0.2～0.3℃下げ、1 時間後に再検査を行う。
・保育器の設定温度と実際の保育器内の温度が乖離している場合は、保冷剤を保育器の臥床台の下に入れる（輻射による熱喪失に注意する）。

表6　新生児の高体温の原因

●内因性（児の異常による）：直腸温＞皮膚温
  ・感染症
  ・頭蓋内出血・痙攣などに伴う中枢性発熱
  ・脱水・飢餓熱
  ・薬・輸血などによる発熱

●外因性（環境温度の異常による）：直腸温≦皮膚温
  ・夏季熱などの高温度環境
  ・着せ過ぎ
  ・サーボコントロールの異常
  ・温室効果（green house effect）

（文献1より転載）

引用・参考文献

1) 仁志田博司. "体温調節と保温". 新生児学入門. 第4版. 東京, 医学書院, 2012, 168.
2) 佐藤茂. 保育器. Neonatal Care. 18 (10), 2005, 11.
3) 橋本裕子ほか. "バイタルサインの観察と測定". 小児Ⅰ. 桑野タイ子編. 東京, 中央法規出版, 2000, 74-82（新看護観察のキーポイントシリーズ）.
4) Aherne, W. et al. The Site of Heat Production in the Newborn Infant. Proc. R. Soc. Med. 57 (12), 1964, 1172-3.
5) 小笠原有希子ほか訳. "体温管理". 新生児集中ケアハンドブック. Glenys Boxwell編. 沢田健ほか監訳. 東京, 医学書院, 2013, 94-126.
6) 古川秀子. なぜ保温管理が必要なのか？. Neonatal Care. 16 (3), 2003, 200-4.

{ 赤ちゃんの状態を整えるケア }

呼吸管理：吸引、無呼吸時の対応

北海道大学病院 NICU・GCU ナースセンター、新生児集中ケア認定看護師　岩浅留美子　いわさ・るみこ

無呼吸発作時の対応

●無呼吸発作の定義

まず、無呼吸発作の定義を確認します。

「20秒以上の持続する呼吸停止」、または「20秒以内であっても徐脈や酸素飽和度の低下を伴う」[1] ものを無呼吸発作といいます。無呼吸の臨床的分類としては、中枢性無呼吸、閉塞性無呼吸、混合性無呼吸があります。病因としては、原発性無呼吸と、続発性無呼吸の2種類があります。

新生児の無呼吸発作は、呼吸中枢の未熟性や気道組織の脆弱性によって起こります。

●無呼吸発作が起こる場面と日々心掛けること

私たちが日常で無呼吸発作に遭遇する場面は、入眠時、強い啼泣後、栄養注入開始〜中〜後、哺乳時など、いつでもあり得ます。常時、無呼吸アラームや徐脈アラーム、SpO_2 低下アラームが鳴っても対応できるよう準備しておきましょう。

たとえば、担当の赤ちゃんから離れて他の作業をするときは、自分の不在を周りのスタッフに伝え、そのスタッフがモニターをいつでも確認できるように画面の向きを調整しておきましょう。また、無呼吸発作を起こしやすい場面では予測的に行動し、観察を強化するようにしましょう。

どのようなときに無呼吸発作を起こしやすいか、徐脈のみやチアノーゼのみなのか、回復には刺激を要したかなどの情報は、看護記録に残してチーム内で共有するようにしましょう。現在の患者管理が適切かどうかに気が付くきっかけとなることもありますし、自分以外のスタッフが赤ちゃんの無呼吸発作に的確に対処することにもつながります。

●無呼吸発作時の対応

無呼吸発作に遭遇した場合、赤ちゃんの呼吸運動の様子と装着しているモニターを、瞬時に交互に観察します。発見した時点で呼吸が止まっている、あるいは徐脈から回復していない場合は、すぐに刺激をして呼吸の再開を促しましょう（図1）。

徐脈があっても、すでに呼吸を再開していれば刺激は不要です。呼吸停止に伴う徐脈やチアノーゼが起こることで、脳に障害をもたらし、諸臓器の機能を損なう恐れがあります。

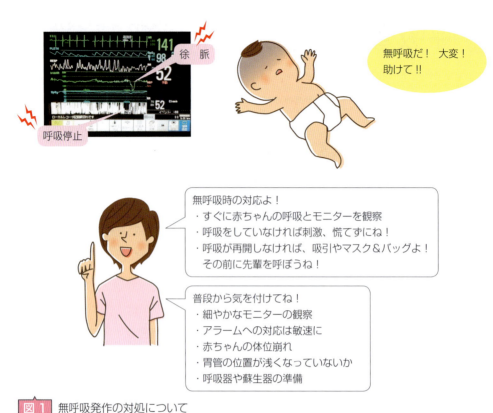

図1　無呼吸発作の対処について

できるだけ速やかに回復できるようにしましょう。

　まずは、皮膚刺激により呼吸を再開させます。腹臥位であれば背中をさする、コット児であれば、声を掛けながら足底をさすって、呼吸を再開するよう促してあげてください。呼吸が再開しないからと、強くこする、揺さぶることのないようにしてください。強くこすることで皮膚が剥けてしまったり、大きく揺さぶることが頭蓋内出血の原因になることもあります[2]。

　皮膚刺激で回復しない場合は、鼻口腔内を吸引し、呼吸を促します。改善がなければマスク＆バッグを行い、繰り返す場合は酸素（23～25％）の投与も試みます[3]。蘇生器やブレンダー、吸引器などは、いつでも使用できるように常にベッドサイドに準備しておきましょう。また、気道を圧迫するような体位ではないか観察し、必要時は肩枕を挿入して気道を開通する体位としましょう。

　モニターの付いていない赤ちゃんが無呼吸をしているのを発見した際も、呼吸の再開を促すのは変わりありません。徐脈の程度は分かりませんが、顔色からチアノーゼの有無を確認しましょう。無呼吸の原因を検索するとともに、再度、無呼吸が起こる可能性もあり

ますので、モニター装着を検討するなど慎重な観察を行います。

●日常的な管理

無呼吸発作が見られる場合は、次のことに注意してケアを考えます。

・体温の急激な変動を避け、正常下限程度に目標体温を設定します。環境温が高いと呼吸は抑制されます。無呼吸発作が見られる赤ちゃんでは、中性温度環境よりも低い温度が至適温度環境となります。体温は、深部体温が正常値を逸脱せず、末梢冷感を生じない程度に管理しましょう。

・体位は、頸部が前屈・後屈しすぎないよう注意します。仰臥位である場合は、側臥位や腹臥位とすることで無呼吸発作が改善することがあります。腹部膨満が強い際は、体位を考慮したり排泄を促すケアも必要です。

栄養の注入に関連して無呼吸発作が増える場合は、胃管の挿入位置が正しいか確認し、注入速度を遅くすることを検討します。

無呼吸発作の回数が増えている、刺激が必要な回数が多い、徐脈やチアノーゼの程度が悪くなっている際は、呼吸器の装着、酸素療法、薬剤の使用など治療を強化する必要性もあります。また急に増える無呼吸発作など、未熟性以外に原因検索が必要なこともあります。先輩ナースや医師に相談して対処しましょう。

補助呼吸のデバイス管理に注意すべきこと（n-CPAP の管理）

●n-CPAP 管理の基本

経鼻持続気道陽圧（nasal continuous positive airway pressure；n-CPAP）は、経鼻的に気道へ持続的に陽圧を与えることで、呼気終末の陽圧により肺胞の虚脱を防ぎ、吸気時にすべての肺胞が広がるようにする非侵襲的な補助換気法です[4]。

n-CPAP は、自発呼吸が十分でない赤ちゃんには使用できません。また自発呼吸があっても、プロング外れなどにより無呼吸発作を起こす赤ちゃんもいます。無呼吸発作の治療目的に n-CPAP は使用されますが、前項目でお伝えしたように、無呼吸発作同様の準備や観察と心構えが必要です。

無呼吸発作やバイタルサインの変動時には、ジェット気流が閉塞せずに肺に到達しているか、適宜、聴診器を使用して確認しましょう。プロングやマスクが強く当たり過ぎていたり、浮いていたりすることで肺音が小さく聞かれることがあります。また、体動が続く際にもジェット音が聞かれにくくなることがあります。赤ちゃんのストレスに注意して、

安静が保てるような環境を提供しましょう。

　口腔内に分泌物がたまりやすくなるため、拭き取りや吸引を行います。頻回の吸引は赤ちゃんにとってストレスになります。量が少ないときは拭き取る程度としましょう。口元の分泌物による胃管の固定のゆるみにも注意しましょう。また、手を口元に持っていくことで手も汚染されやすいため注意しましょう。

　圧をモニターするチューブ内に水滴が入ると、圧を正しくモニタリングすることができません。回路内に水滴がたまると赤ちゃんの鼻に流れ込む可能性があるため、回路内の水に注意しましょう。

● **皮膚損傷予防ケア**

　鼻はプロングやマスクによる圧迫で、皮膚が赤色や暗紫色に変化したり、鼻の形がゆがんだりすることがあります。回路がねじれていたり、強く引っ張って固定されることが、鼻の圧迫や変形の原因となります。n-CPAPの固定は、赤ちゃんの体動で簡単に外れます。だからといって強く固定し、鼻を圧迫しすぎると、皮膚トラブルの原因となるため注意します。鼻孔周囲、鼻中隔の皮膚・粘膜状態の観察を十分行い、変化がある際は写真に残すなどして皮膚状態をチームで共有しましょう。

　呼吸状態が許せば、プロングとマスクを交互に使用して同一部位を圧迫することを避けることや、外す時間を設けることを計画します。赤ちゃんの体動が活発な際は寄り添うことで安静を保持し、細やかな観察を行うことでトラブルの原因を排除するようにしましょう。

　その他、紐による頬の圧迫、帽子による頭部の変形に注意が必要です。n-CPAPでは、使用する物品が多くあり、サイズ展開も豊富です。使用する際には事前にサイズを測り、赤ちゃんの大きさに合ったものを使用しましょう。

● **腹部膨満へのケア**

　n-CPAPでは、気道だけでなく食道側にも圧がかかるため、腸管ガスが貯留し、腹部膨満を来しやすくなります。腹部膨満により横隔膜が挙上すると、横隔膜の動きが制限され、呼吸障害が悪化します[5]。

　胃管を一定時間、高位開放し（図2）、胃管吸引を行うことで、胃内の空気を抜きます。啼泣後などは特に空気を飲んでしまうことが多いため、脱気を促します。体位変換時には、体位の違いで空気がよく抜けることがあるため、胃管を吸引してみてもよいでしょう。排ガスを促すため、腹部状況や排泄間隔に合わせて浣腸やカテーテルを用いた肛門からのガス抜きを実施しましょう。

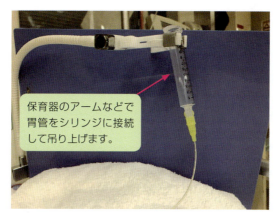

図2 胃管の高位開放

（吹き出し）保育器のアームなどで胃管をシリンジに接続して吊り上げます。

人工呼吸管理中に注意すべきこと

●気管チューブの管理

　新生児では成人と違い、気管チューブにカフがありません。計画外抜管の危険が常に伴います。体重が小さいほど、挿入されている気管チューブは細く、挿入長も短くなります。5mmのずれが換気に影響することや計画外抜管を招くこともあるため、通常とっている体位で先端が正しい位置にあるか、X線で確認するとともに、聴診して空気入りに問題がないか確認しましょう。

　顔や頸部の浮腫や、体位、首の屈曲・伸展によっても挿入長が変わります。体位変換時、体動時はチューブ位置の変化に特に注意しましょう。腹臥位管理中に下を向いてしまったり、成熟児では首を大きく振って反対側を向いてしまったりすることもあります。体動の多い赤ちゃんでは、回路の固定がきつく、テンションがかかることで、計画外抜管に至ることもあります。ある程度の動きについていけるくらい回路固定に余裕を持たせましょう（図3）。覚醒状況や体位が呼吸管理上問題ないかを考え、リスクをアセスメントすることも大切です。

　グラフィックモニターの波形や換気量、リークなどのパラメーターを確認し、換気状態をモニタリングすることでチューブトラブルの有無を判断します。

　また、計画外抜管のリスクを考慮して、すぐに再挿管ができるようベッドサイドに蘇生器、気管チューブ、喉頭鏡などを準備しておきましょう。

●人工呼吸器のアラーム対応

　赤ちゃんに使用する人工呼吸器には、多くの種類があります。施設によって機種が異な

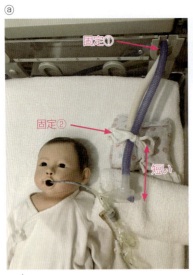
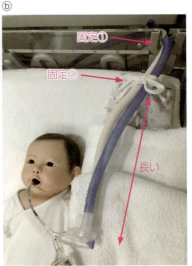

図3 回路固定
ⓐでは、固定②の位置が患者に近く、固定からの回路の長さが短くなるため、赤ちゃんが右を向こうとするとチューブが引っ張られやすく危険です。
ⓑでは、ⓐに比べて固定②の位置が患者から遠く、赤ちゃんが右を向いた際にも回路の動きに余裕があります。

り、疾患によって使い分けることもあります。人工呼吸器の種類によってアラーム音も異なるので、自分が担当する赤ちゃんのアラーム音を覚えておく必要があります。

人工呼吸器のアラームは、さまざまな原因で鳴ります。初めのうちはびっくりすると思われますが、落ち着いて対応しましょう。どのようなアラームが鳴っているかで対処法が異なります（図4）。表を参照してみてください。

Q. 赤ちゃんの気管吸引で注意すべきことは何ですか？

A. 吸引のタイミングを評価します。

気管吸引は赤ちゃんへのストレスが大きいので、決められた時間ごとに行うのではなく、吸引が必要と評価してから実施する必要があります。吸引した痰の量、性状、バイタルサインの変化、体動、胸の上がり方、肺雑音の有無、換気量から、吸引時期をアセスメントする必要があります。

●閉鎖式気管吸引カテーテルによる吸引の実際

吸引カテーテルの挿入長は、気管チューブの先端から大幅に出ないよう注意します。カテーテルが長く入ることで気管内壁を傷つける恐れもあります。

第2章：赤ちゃんのケアの実際・まず押さえたい20のポイント

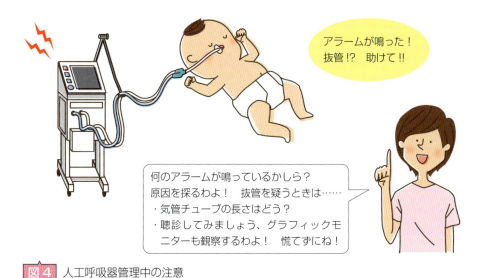

図4 人工呼吸器管理中の注意

表 人工呼吸器のアラームの原因と対処方法

アラームの種類	原因	対処方法
換気量上昇	1回換気量か呼吸回数が多い	呼吸器設定の変更を考慮する
	フローセンサーの不良	フローセンサーの較正・交換
	吸引を感知した	観察のみ
換気量低下	1回換気量か呼吸回数が少ない	呼吸器設定の変更を考慮する
	リーク率が高い	アラーム下限の変更を考慮する
気道内圧上昇	大きな体動やいきみ	なだめ
	ファイティング	呼吸器設定の変更を考慮する
	チューブや回路の折れ	チューブや回路の折れの補正
気道内圧低下	リークや回路外れ	回路やチューブ外れの確認
気道閉塞	痰のたまり	吸引
	チューブの折れ	チューブ折れの補正
	チューブ位置・深さの不良	チューブの位置・深さの補正
無呼吸	抜管	抜管の有無の確認
	回路の閉塞やリーク	呼吸器回路の確認
	呼吸停止	呼吸器設定の変更を考慮する
	フローセンサーの不良	フローセンサーの較正・交換
呼吸回数上昇	頻呼吸	アラーム上限の変更を考慮する
	回路の水のたまり	回路の水抜き
回路漏れ	抜管	抜管の有無の確認
	回路外れ	呼吸器回路の確認

吸引カテーテルの挿入長が、気管チューブ挿入長を 5mm 以上超えないよう、事前に何 cm 挿入するか決めてから吸引をしましょう。また、超低出生体重児では 5mm でも長いことがあります。

　吸引を行う時間は、全工程が 5～10 秒を超えないよう、吸引物が引けるところでバルブを押して 2～3 秒待ち、カテーテルを引き抜きます。その際、気管チューブが一緒に引っ張られることで計画外抜管が起こらないよう、カテーテルやバルブ側と逆の手でＹアダプタ部分を固定しましょう[6]。実施前後に痛みやなだめのケアを行うことも忘れないようにしましょう。

　気管チューブにはカフがないため、唾液などが流れ込む可能性があります。口腔・鼻腔の吸引後に気管吸引を行うようにしましょう。

　吸引後は吸引前と比べて、SpO_2 や換気量が上昇する、肺雑音が消失する、胸上がりが良くなるなど吸引による効果を評価しましょう。分泌物が多く肺雑音が残る際は、吸引の追加が必要となります。続けての吸引は赤ちゃんの負担も大きくなるため、バイタルサインの安定や赤ちゃんの反応に合わせ、回復を待ってから実施しましょう。肺高血圧症の場合、吸引の刺激により肺血管抵抗が上昇し症状が悪化することがありますので、注意が必要です。

引用・参考文献

1) 新生児医療連絡会. "未熟児無呼吸発作". NICU マニュアル. 第 5 版. 東京, 金原出版, 2014, 260-4.
2) 髙杉瑞恵. 無呼吸発作. Neonatal Care. 27（4）, 2014, 342-9.
3) 隅清彰. "無呼吸発作". 周産期医学必修知識. 第 8 版. 周産期医学増刊号. 東京, 東京医学社, 2016, 591-3.
4) 白石淳. "n-CPAP：早期抜管の力強い味方". ここからはじめる！新生児の呼吸管理ビジュアルガイド. Neonatal Care 秋季増刊. 長和俊編. 大阪, メディカ出版, 2016, 155-9.
5) 村山歩. "SiPAP". 新生児ケアまるわかり BOOK. Neonatal Care 秋季増刊. 平野慎也ほか編. 大阪, メディカ出版, 2017, 37-40.
6) 菅野さやか. 吸引. Neonatal Care. 26（12）, 2013, 1275-9.
7) 川崎裕香子. 新生児無呼吸発作. Neonatal Care. 31（9）, 2018, 832-38.
8) 鈴木京子. CPAP・DPAP の装着・管理. Neonatal Care. 26（12）, 2013, 1237-42.
9) 仲條麻美. "気道内圧上限アラームが鳴ったらどうすればよいですか？". ステップアップ新生児呼吸管理. 長和俊編. 大阪, メディカ出版, 2017, 324-6.
10) 仲條麻美. "分時換気量下限アラームが鳴ったらどうすればよいですか？". 前掲書 9. 327-8.

{赤ちゃんの状態を整えるケア}

Point! 8 検査の介助

杏林大学医学部付属病院 NICU/GCU、
新生児集中ケア認定看護師 **菊池一仁** きくち・かずと

はじめに

　早産児は、神経行動発達の敏感期を胎外で生活し、本来であれば経験しない多くの刺激を受けています。本田は、「日々繰り返される疼痛刺激は、allostatic load と考える」[1]と述べています。allostatic load とは、繰り返し多くのストレスにさらされることにより、体内にその影響が蓄積されることを意味します。

　X線撮影やエコー、採血などは、NICU で日常的に実施される検査です。NICU に入院している赤ちゃんは退院に至るまで多くの検査を必要としています（図1）[2]。これらの検査は、必要不可欠である反面、多くはストレスとなり、その影響は体内に蓄積されます。適切な検査の介助によって、赤ちゃんのストレスを最小限にすることが求められます。

NICUにおける検査　～看護師の役割～

●その検査はなぜ必要か

　検査のストレスから赤ちゃんを守るためには、診断や治療のために必要な検査を可能な限り減らすことが重要です。NICU で行われる検査の多くは、痛みや刺激を伴います。看護師は、その検査の必要性、特性、赤ちゃんへの影響を理解することが必要です。それは、検査自体の侵襲だけではなく、検査に伴う固定テープやモニター電極の剥離刺激などが、赤ちゃんに大きな負担となるからです。医療チームで協働し、検査の必要性を評価することで、検査を必要最小限に減らすことが可能になるかもしれません。

●検査のタイミング

　赤ちゃんは、24時間 NICU で生活しています。赤ちゃんの生活リズムの中で、どのタイミングで検査を行うことがストレスを最小限にできるかをアセスメントすることが必要です。看護師が体重測定や清潔ケアなど赤ちゃんの1日の予定を把握し、どのタイミングで検査を行うことがベストか、医師と調整していくことが求められます。

　また、検査を行う前に、赤ちゃんの睡眠-覚醒レベル（state）を観察します（図2）[3]。

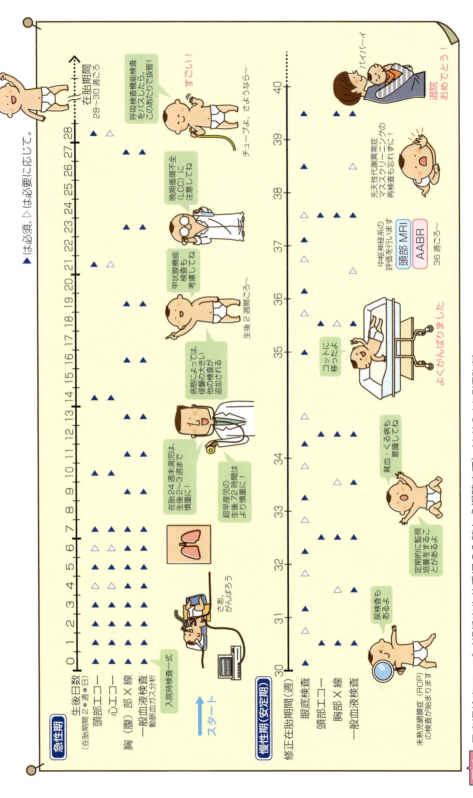

図1 早産児検査マップ（超低出生体重児の入院から退院まで）（文献2より引用改変）
赤ちゃんの病態によって、検査・処置の時期や数は変化します。

レベル	行動
state1	深い睡眠
state2	浅い睡眠
state3	まどろみ
state4	覚醒
state5	明確な覚醒
state6	啼泣

刺激に対する感受性

- state4 で最も高く、相互作用の能力が強化される。
- state1 および 6 で最も低くなる。
- 早産児は state の調整能力が乏しく、安定した state4（敏活状態）を得られにくい。

図2 睡眠 - 覚醒レベル（文献 3 を元に作成）

state 1 のときは、無理に起こさず 30 分程度様子を見ます。state 2～3 のときは、優しく声を掛けて触れながら覚醒レベルを上げ、検査の開始を赤ちゃんに伝えます。state 6 のときは、なだめのケアを行い、赤ちゃんの state を 3～5 に安定させてから検査を始めます。

Q. 検査中は赤ちゃんに寄り添いながら、何をする必要がありますか？

A. 赤ちゃんがどの程度ストレスを感じているかをアセスメントし、医師と協働して検査の侵襲を最小限にしていくことが大切です。

　検査をしている医師は、モニター値や赤ちゃんの表情を確認できない場合があります。看護師は、検査を受けている赤ちゃんに付き添い、モニター値や state などの変化から、赤ちゃんがどの程度ストレスを感じているかについてアセスメントすることが大切です。長時間の検査は、低体温につながる可能性があるため、体温プローブを用いた経時的な観察や予防的介入が必要です。また、無呼吸などの症状が出現することがあるため、呼吸補助をする準備が必要です。検査中の赤ちゃんの状態を評価し、医師と協働して検査の侵襲を最小限にしていくことも必要です。

　加えて、痛みのケアガイドライン（以下、ガイドライン）[4]では、痛みを伴う検査は測定ツールを用いて評価することを提案しています。赤ちゃんが検査をどの程度ストレスと感じているか、医療者間で統一したアウトカムが必要です。医師も看護師も赤ちゃんの痛みやストレスを評価しながら、適切にケアを行うことが大切です。

　ガイドラインでは、環境調整、ホールディングなどの非薬理的なケアが推奨また

は提案されています（表）。非薬理的緩和法を、赤ちゃんの病態やストレスサインに合わせて選択し、中には組み合わせることが必要です。ここでは、推奨されているホールディングについて後述します。

Q. 検査後はどうしたらいいですか？

A. 赤ちゃんの生活環境の整備と全身状態のアセスメントを行います。

　検査後は、まず赤ちゃんへねぎらいの言葉を掛けます。検査によってポジショニングが崩れ、衣類が乱れ、さらにモニター類が外れていることがあります。また、検査のストレスが全身状態へ影響する赤ちゃんもいます。赤ちゃんの生活環境を整え、state が安定するまでなだめのケアを行い、全身状態をアセスメントします。確実なモニタリングを行い、異常の早期発見に努めることが大切です。

検査の介助～実践のポイント～

　さまざまな病態に応じた多くの検査の中でも、NICU で主に実施される採血、X 線撮影、エコーの介助について、注意点を図3、4にまとめました。

●ホールディングの効果

　ホールディング（海外では facilitated tucking、hand swaddling などと呼ぶ）は、

表 非薬理的緩和法

ケア内容	ガイドラインの推奨・提案	家族の同意
環境調整（developmental care；DC に準ずる）	推　奨	
ホールディング（hand swaddling、facilitated tucking；包み込み）	推　奨	
直接母乳授乳、搾母乳の投与	提　案	必　要
NNS（non-nutritive-sucking；非栄養的吸啜）	提　案	必　要
SSC（skin-to-skin contact）、KMC（カンガルーケア）	提　案	必　要
ショ糖	提　案	必　要

（文献4を元に作成）

第 2 章：赤ちゃんのケアの実際・まず押さえたい 20 のポイント

採血の介助（足底採血）	検査のサポートのコツ、注意点
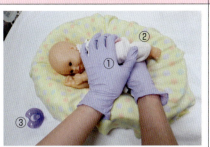	・表情が確認でき、安楽な採血しやすい体位に調整します（①）。 ・前述したホールディングの基本から採血部位を出します（おくるみの場合でも同様）〔②〕。 ・ストレス反応が大きい場合に備え、非栄養的吸啜（non- nutritive sucking：NNS）を準備します（③）。 ・採血後は止血ができているか、穿刺部に異常がないかを確認します。
X 線撮影の介助（胸腹部 X 線撮影）	検査のサポートのコツ、注意点
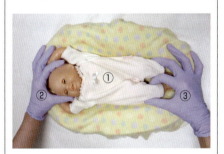	・撮影前は、心電図の電極や体温プローブを優しく外します（外さなくてもよい場合には、そのままにします）。 ・撮影前は、チューブやルート類が適切に挿入されているか確認します。 ・呼吸状態、state、表情などを確認しながら斜位を避け、正面にします（①）。 ・肩甲骨と肺野の重なりを少なくするために両上肢を上げ、四肢を保持します（②、③）。撮影に影響のない体位で安静が保持できている場合は、両上肢を上げずに撮影します。 ・挿管中の赤ちゃんは、頭頸部の位置で気管チューブの先端が容易に変化するため、体位保持に注意が必要です。 ・撮影後は正しく撮影できているか画像を確認します（X 線フィルム挿入による体温への配慮も必要です）。
エコーの介助	検査のサポートのコツ、注意点
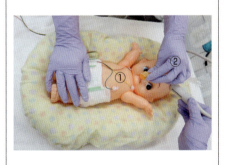	・検査前は、使用するジェルは人肌程度に温め、寒冷刺激を避けます。 ・検査後は、ジェルを押さえ拭きでやさしく拭き取ります。 ・心エコー：日ごろから電極の剥離刺激を避けるために、エコーウィンドウを意識して電極を装着します（①）。 ・脳エコー：呼気吸気変換方式持続陽圧（nasal- directional positive airway pressure；n-DPAP）使用中の赤ちゃんは、検査中に帽子を外すことが必要なこともあります。検査の刺激やデバイスがずれることで無呼吸などの危険性があります。無呼吸の予防のために、ストレスを最小限にするケアとともにデバイスの確実な固定が必要です（②）。

図3 各検査のサポートのコツと注意点

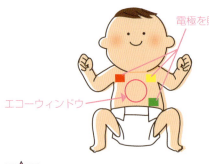

図4 心エコーで電極を貼るポイント

エコーをするたびに電極を貼り替えることは、赤ちゃんの皮膚にとって大きな負担となるため、エコーウィンドウとなる部位を避けて貼付することは、大切な検査の介助の一つです。

非薬理的疼痛緩和方法として知られています。本田らは、疼痛刺激を行う際にホールディングを実施することで、刺激に対する過剰な神経活動を抑制できると報告しています[5]。また、内田は、痛み刺激による自身を調整できない動きが包み込みによって減り、自己鎮静へ向かう[6]と記し、加藤らはホールディングを採血前・中・後に継続して実施することが有用[7]と報告しています。疼痛緩和法としてホールディング（図5）は有効であり、実践する場合は疼痛刺激の前から始め、疼痛刺激の後まで実施することが大切です。

　早産児の多くは、NICUで医療処置や看護ケアに伴うハンドリングを含む高いレベルの刺激を受け、そのハンドリングが低酸素、徐脈などの有害反応につながったという報告があります[8]。ホールディングは、赤ちゃんの生理的安定を促すことができる疼痛緩和法としてのハンドリングである反面、早産児にとって侵襲的な刺激となり得ることを念頭に置いて実践することが必要です。

Q. 検査中の家族の役割はありますか？

A. 検査中に赤ちゃんが発するサインを読み取り、必要なケアを家族と一緒に行うことが重要です。

　赤ちゃんのがんばりを少しでも支えたい、苦痛を少しでも和らげてあげたい、親がそのように考えるのは自然なことです[9]。家族の希望がある場合、検査の介助を共に担うことが望ましいと考えます。看護師は、各検査の必要性や特性を理解し、家族が検査の介助をできるように説明することが必要です。

　永田は「侵襲的ではないケアと、安定化のためのケアを提供することは、退院後の親の育児を支え、親と乳児の関係を強化していく基盤となっていく」[10]と述べてい

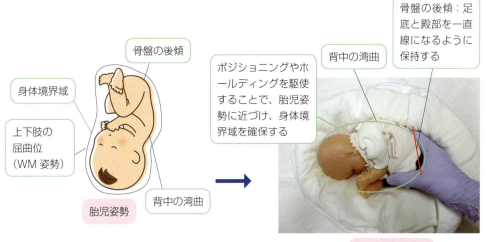

**ホールディングは抑制✕！
赤ちゃんの能力を引き出すケア？**

　holdは、「支える、保持する」という意味があり、holdingは、ingがつく動的なケアです。これは、ホールディングされた赤ちゃんが本来持つ能力を発揮している様子を意味します。ホールディングで赤ちゃんの動きを抑制するのではなく、看護師は赤ちゃんの発するサインを評価し、そっと力を添え、能力が発揮できるように誘導します。赤ちゃんの身体境界域を意識し、子宮内で生活をしているように包み込むことが大切です。

　急性期の超低出生体重児は、保育器窓の開閉による低体温や皮膚の脆弱性に注意して触れる必要があります。どの程度触れてよいかの答えは、それぞれの赤ちゃんが発するサインにあります。

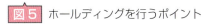
図5　ホールディングを行うポイント

ます。看護師は、検査中に赤ちゃんが発するサインを読み取り、その意味を家族に説明しながら、必要なケアを一緒に行うことが重要です（図6）。この経験は家族にとって、赤ちゃんのサインの読み取りやすさ、関わりやすさにつながります。家族が気付いた赤ちゃんのサインを看護師と共有することで、家族は赤ちゃんの成長や発達を感じ、自信を持って関わることができます。これは、家族の始まりを支える看護の一つです。家族は、さまざまな課題と直面しながら、社会生活を送る上での基礎的な力を養っていくのだと思います。検査の介助が、その力の一つとなるように家族を支えてください。

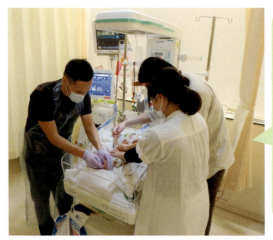

Family centered care の理念に基づき、看護師が行う足底採血時に、父親がねぎらい、母親がホールディングを行う様子。協働することで、赤ちゃんは state4 で採血を迎え、採血中は全身状態の変化はなく、早産児の痛みのアセスメントツール（FSPAPI）の評価は1でした。採血後も赤ちゃんは機嫌よく過ごせました！

図6　家族と一緒にケアを行う様子

おわりに

　NICUでは、多岐にわたる病態に対応するために検査は必要不可欠です。赤ちゃんの安全と安心を守るために、看護師による適切なアセスメントとケアが必要です。

　初めてNICUで働くスタッフは、まずは赤ちゃんの傍らに立ち、目を凝らし、耳を傾けてみてください。赤ちゃんの微細な表情や行動の変化に気付く力を養うことが大切です。

引用・参考文献

1) 本田憲胤．"痛みの緩和ケア"．標準ディベロップメンタルケア．改訂2版．日本ディベロップメンタルケア（DC）研究会編．大阪，メディカ出版，2018，286-99．
2) 金太章．"早産児における検査の位置づけ、進め方、検査値の見方：早産児検査マップ"．新生児の検査・基準値マスターブック．楠田聡編．Neonatal Care 春季増刊．大阪，メディカ出版，2006，74-9．
3) 儀間裕貴．"早産児の神経行動発達の評価とディベロップメンタルケアへの応用"．前掲書1，229-39．
4) 「新生児の痛みの軽減を目指したケア」ガイドライン作成委員会．NICUに入院している新生児の痛みのケアガイドライン（実用版）．http://www.anesth.or.jp/guide/pdf/20150323guideline.pdf［2019.1.9］．
5) 本田憲胤ほか．早産児の踵痛み刺激に対するホールディングの効果：近赤外分光法による脳血流の変化から．日本未熟児新生児学会雑誌．23（1），2011，89-94．
6) 内田美恵子．薬を用いずに処置の痛みを緩和する方法には、どのようなものがありますか？．Neonatal Care．28（8），2015，746-51．
7) 加藤渚ほか．早産児の採血時の痛みに対する検証：採血中のホールディングを実施して．日本新生児看護学会講演集．26，2016，168．
8) Harrison, LL．"新生児集中治療室の早産児への触覚性刺激"．乳幼児の発達におけるタッチとマッサージ．日本タッチケア研究会監訳．東京，医科学出版社，2005．112-27．
9) 深尾有紀．新生児集中ケア認定看護師の視点で「NICUに入院している新生児の痛みのケアガイドライン」を考える．小児看護．38（12），2015，1518-22．
10) 永田雅子．"家族支援"．前掲書1，199-211．

{赤ちゃんの状態を整えるケア}

Point! 9 薬剤投与・輸液管理

宮城県立こども病院新生児病棟、新生児集中ケア認定看護師　星　恵美子　ほし・えみこ

はじめに

　NICU は、超低出生体重児や疾患がある新生児の治療を行う場であるため、赤ちゃんは呼吸障害、先天性疾患、感染症などさまざまな原因で入院してきます。それぞれの赤ちゃんは経腸栄養が確立するまでに時間を要する場合も多く、点滴による水分や栄養の管理が必要です。また、多くの赤ちゃんに治療のための薬剤投与が不可欠であり、日常的に行うケアとして与薬・輸液管理があります。

　NICU で使用される薬剤の中には、新生児で適応があるもの、小児では適応があるが新生児での適応はないもの、新生児・小児で適応がないものがあります。NICU で使用されている薬剤は、小児に対しても用法・用量が定められていないとの報告もあります。

　このような薬剤を安全かつ適切に使用するために、薬剤の特徴、投与目的、投与方法、投与量、副作用などを理解することが必要です。使用する薬剤については、赤ちゃんの疾患・症状、体重などに応じて適正に使用されているか、その作用・効果と副作用を確認した上で観察する必要があります。

　NICU での与薬・輸液管理に際するトラブル回避のためのポイントを学んでいきましょう。

インシデント・アクシデント

●インシデントの現状

　全国の NICU55 施設のインシデント・アクシデントの調査では、報告件数の最も多いのは注射・点滴・輸血に関するものとされています（表 1）[1]。点滴の計画外抜去や接続外れなどの点滴ライントラブルなどさまざまな内容が報告されています。内服薬の与薬も上位で、内容は与薬漏れ、与薬量の間違いが多く報告されています。

●インシデント予防

　当然ながら、新生児は大人と違って話すことができません。患者に氏名の確認を行うことはできないので、すべての確認作業は医療スタッフ同士で行う必要があります。輸液の開始、変更の際は必ずダブルチェックを行います（表 2）。

表1 全国55施設のインシデント・アクシデント報告件数

報告内容	件　数
注射・点滴・輸血	94件（35.1％）
経管栄養の管理	57件（21.3％）
内服薬の与薬	35件（13.1％）
呼吸器の管理	29件（10.8％）
検査処置	17件
保育器の管理	15件
皮膚の損傷	8件
シリンジポンプの操作	7件
その他	6件

（文献1を元に作成）

　ダブルチェックとは、「2回確認を行う」ことで、チェックする視点（方向）を変えることで効果的な確認となります。確認には時間を要しますが、チェック方法として「2人同時双方向型」が推奨されています。複数の人が独立した目でチェックすることでより確実になります。誰かと一緒に確認することは、無意識に油断してしまうことになりかねませんので、それぞれが独立して確認作業に責任を持つことが重要です。

薬剤投与で注意すること（経管・経口）

●経管での投与

　経管投与では、閉塞に注意が必要です。低出生体重児の吸啜反射が確立するのは、修正32～34週ごろであり、それまでは経口哺乳が困難です。低出生体重児を含め、心疾患や呼吸障害など、疾患を有するハイリスク新生児には経管栄養が必要であり、内服薬もチューブを使用して投与されることになります。

　新生児に使用する栄養チューブは径が細いため、散剤などはチューブを閉塞させる危険性が高くなります。また、新生児が内服する散剤は、疎水性で溶解しにくい薬剤が多いようです。調乳水などで散剤を溶解した液をシリンジで吸い上げ、懸濁しながら（沈殿しないように振りながら）投与することで、溶け切れない散剤によるチューブ閉塞を予防できます。溶解する水分の量などは、各施設の手順に則って実施しましょう。

表2 輸液管理中の危険ポイント

危険ポイント	対策
ルートの計画外抜去	・ケア・処置の終了時にはルートの固定状態、屈曲や接続外れがないか確認する。 ・児の移動を伴うケアの際には、ルートが引っ張られないように移動の動きに対応する。
児の四肢や体幹に絡まることや下敷きになることでのルートの折れ曲がりや閉塞	・ケア・処置の終了時には、ルートの絡まりがないように整理する。
・与薬量・方法・時間・対象を間違える ・与薬忘れ	・指示内容を確認し、見落としがないようにする。 ・与薬の目的を確認する。 ・与薬前に決められた方法での認証を行う。 ・与薬前の6R*の確認。 ・ダブルチェック。
・点滴の血管外漏出（点滴漏れ） ・静脈炎	・点滴の血管外漏出や静脈炎がないか、定期的に刺入部と血管の走行に沿った皮膚の観察を行う。

*6R：①正しい患者（Right Patient）、②正しい薬剤（Right Drug）、③正しい目的（Right Purpose）、④正しい用量（Right Dose）、⑤正しい用法（Right Route）、⑥正しい時間（Right Time）

●経口での投与

経口投与では、指示量が無理なく摂取できるように工夫が必要です。最初に多めの水で溶いてしまうと量が多くて飲みきれず、薬剤を飲み残す可能性があります。少量の調乳水などで溶解した薬剤を、乳首に入れて吸啜させるか、シリンジで吸い上げた薬を誤嚥に気を付けて口の端から頬の内側に少量ずつたらして飲ませます。乳首やシリンジに薬剤が残らないように、調乳水などを追加して飲ませます。

輸液管理中に注意すること

●輸液ルートの種類

重症の赤ちゃんでは、何種類もの点滴が投与されるため、輸液ルートの数も必然的に増えます。輸液ルートには、末梢静脈ライン、末梢留置型中心静脈ライン（PICC）、臍静脈ラインがあり、それぞれの特徴を考慮して使い分けます（表3）。

点滴交換時や薬剤投与時に間違えのないように、各ルートのシリンジポンプやシリンジ本体、ルートに識別テープを貼って、視覚的にインシデント予防対策を行うなど、各施設でさまざまな工夫がされています。

表3 輸液ルートの特徴

輸液ルート	目的・特徴	注意点
末梢静脈ライン	静脈内に水分・電解質・薬剤などを注入する目的で、数日の点滴の場合に適しています。	アミノ酸や高い糖濃度（12.5％以上）の投与や血管外漏出しやすい薬剤の投与には向きません。
末梢留置型中心静脈ライン（PICC）	・長期間使用の目的で高カロリー輸液、カルシウム製剤、強アルカリ製剤など、血管外漏出しやすい薬剤の投与も可能です。 ・PICCには、シングルルーメンとダブルルーメンがあります。	カテーテルの先端をX線で確認します。時に、感染症や抜去困難、血栓・塞栓症などの合併症の可能性があります。
臍静脈ライン	出生後、短時間で挿入することができ、臍帯静脈から中心静脈までカテーテルを入れるルートです。	カテーテルの先端をX線で確認します。臍帯静脈カテーテル使用に関する感染は、高い死亡率および罹病率の原因となるとの報告があるため、感染予防に注意が必要です。

●トラブル回避のために注意すべきポイント

　輸液ルートが保育器内で絡まった状態にならないように、常に整理しておきます。体位変換やオムツ交換などの際にルートが身体の下敷きになったり、赤ちゃんの首や手足、体幹にルートが絡まることで起こるうっ血や圧迫、褥瘡などのトラブルに注意します。

　また、新生児の血管は細く脆弱で、弾力性が乏しく圧迫に弱いことから、血管外漏出が発生します。しかし、赤ちゃんは痛みや違和感を訴えることができないために、早期発見がむずかしいことがあります。点滴漏れや静脈炎がないか、定期的に刺入部と血管の走行に沿った皮膚の観察を行います。

●血管外漏出・静脈炎の早期発見

　静脈炎と血管外漏出の観察点・予防策は、おおむね共通しています。静脈炎と血管外漏出を起こす可能性や危険性を念頭に置き、観察・判断していきましょう。早期発見し、速やかに対応することで、症状の悪化や重篤な後遺症を防ぎます。静脈炎や血管外漏出を予防する関わりも重要です。

◉血管外漏出

　点滴中の薬剤が血管外へ漏れ出すことによって周辺組織が損傷することを指します。症状としては、多くが点滴投与中に留置針刺入部または刺入部周囲に発赤、疼痛、腫脹、熱感などが出現し、その後、漏出部位に潰瘍を形成することもあります。

表4 静脈炎の分類

静脈炎の種類	備考	予防するためのケア
化学的静脈炎 （薬剤による静脈炎）	酸性やアルカリ性の強い薬剤、浸透性の高い薬剤を投与した場合に起こる。	薬剤は添付文書に従い、できるだけ希釈して使用する。
機械的静脈炎 （留置針による血管内膜損傷）	留置針が正しく血管内で留置されていても、体動などで、血管内膜を損傷してしまうことで起こる。きちんと固定されていない場合や関節の屈曲部近くに留置針を留置してしまった場合などに起こりやすい。	・留置針は関節の屈曲部を避ける。 ・繰り返し、同一部位で血管確保しない。特に、以前血管外漏出や静脈炎を起こした部位は避ける。 ・刺入部の安静に努める（必要時には、シーネなどの保護抑制）。
細菌性静脈炎 （細菌などの侵入によるもの）	留置針刺入部から細菌などが侵入したことで起こる。血管確保時に適切な無菌操作がされなかった、不十分な手洗い、留置針を留置してから日数が経っていた、ケア中に汚染されたなどの要因が考えられる。	・細菌などの侵入を防ぐため、血管確保時は不潔にならないよう注意して穿刺する。 ・ケア時に刺入部の観察を行い、固定テープの剥がれや汚染があれば交換する。

◉静脈炎

　静脈壁内膜の炎症であり、化学的静脈炎、機械的静脈炎、細菌性静脈炎に分類されます（表4）。留置針刺入部から血管の走行に沿って発赤、熱感、疼痛、色素沈着、腫脹などが現れます。留置針からの逆血が見られ、潰瘍は通常見られません。

　静脈炎・血管外漏出を発見した場合には、直ちに点滴を中止し、医師に報告し指示を仰いでください。

赤ちゃんのPICC管理で注意すること

　末梢留置型中心静脈ライン（peripherally inserted central catheter；PICC）は長期的に使用されることが多いため、固定のゆるみやルートの異常、感染、血栓症、抜去時のカテーテル抜去困難、固定による皮膚損傷などの合併症に留意が必要です。PICC管理中は、刺入部だけではなく、血管の走行とカテーテル先端部位に異常がないかの観察も行います。

◉カテーテル関連血流感染症

　感染予防のため、留置時の手指衛生、皮膚消毒、カテーテル挿入時の無菌操作、輸液ラ

イン・輸液作成と管理における清潔操作の遵守が重要です。回路交換や刺入部の消毒などは、各施設での基準に従い実施しましょう。

⊙血栓症

カテーテルの固定状況や関節の屈曲や体位変換によるルートの閉塞、それに伴う血栓による閉塞、血栓性静脈炎などの問題点も指摘されています。閉塞の有無を確認します。

与薬時に漏れや抵抗がないかを確認し、抵抗を感じた場合は無理に投与しないように注意します。

⊙カテーテル抜去困難

カテーテル抜去時には、抵抗の有無や抜去したカテーテルの長さや先端を確認します。

⊙シリンジ交換や点滴内容変更時、ルート交換時の血圧変動

シリンジポンプの特性として、開始直後から安定注入になるまで時間を要します。微量でかつ重要な薬剤を投与する場合(循環作動薬など)、別のポンプでシリンジをセッティングした後に、ラインにつなぐ前に押し子やフランジの隙間をなくしてから開始します。

ルート交換などの際は、プライミング後に薬剤の注入が中断される時間を最短にして、血圧変動を最小限にします。輸液の開始後は、ポンプの早送りはしません。

⊙フィルター使用による問題点

PICCを使用する際は輸液フィルターを使用することが多く、薬剤の配合変化による沈殿物の除去や輸液に混入した細菌による感染リスクの回避に有用です。薬剤の性質上、フィルターに吸着するなど目詰まりの恐れのある薬剤を投与する際には、輸液フィルターを使用しない方がよい場合もあります。ボスミン®やソル・コーテフ®などの循環器用薬を緊張時に使用する場合には、フィルター自体は通過しますが、より患児に近い投与経路を選択し、速やかに効果が得られるようにします(表5)[2]。

表5 フィルター使用を注意すべき薬剤の例

フィルター使用による問題点	薬剤例
フィルターの目詰まりを起こす	・血液製剤（アンスロビン®P、献血ノンスロン®、ノイアート®） ・脂肪乳剤（イントラリポス®、イントラリピッド®、リプル®） ・グリセオール® ・リコモジュリン®
フィルターを通過するが、析出（配合変化）の可能性あり	マンニットール、ハンプ®
フィルターに吸着する（効果が減弱する）	・インスリン製剤、エスポー®、グラン®、ケイツー®N ・ヒューマリン®R ・ミリスロール®、ミルリーラ®
緊急で使用する場合（フィルター自体は通過する）	・ソル・コーテフ®、ソルダクトン® ・ボスミン®、メイロン®、ラシックス®

（文献2を元に作成）

引用・参考文献

1) 横尾京子ほか．新生児看護技術の標準化に関する検討委員会報告．http://ir.lib.hiroshima-u.ac.jp/files/public/0/167/20141016115608177511/JANN_10-2_2.pdf [2019.1.18]
2) 平野慎也．よく使われる薬剤の投与ルート一覧．Neonatal Care．29（9），2016．

{赤ちゃんの日常のケア}

Point! 10 清拭・沐浴（スキンケア）

長野県立こども病院看護部師長、皮膚・排泄ケア認定看護師　**山﨑紀江**　やまざき・としえ

　皮膚は常に外界と接し、体内環境を守っています。皮膚は表皮、真皮、皮下組織および皮膚付属器（爪、毛、汗腺、皮脂腺）から構成されています（図1）。表皮にある角質層は、水分や化学物質の侵入の防止と保湿という重要なバリア機能を果たしています。また健康な皮膚の表面は弱酸性を保つことで、細菌やウイルスの繁殖を防いだり、皮膚表面に酸性・アルカリ性の溶液が接触しても、一定時間後には弱酸性に戻す機能があります。

Q. 赤ちゃんの皮膚の特徴の中で注意することはどんなことですか？

A. 赤ちゃんの皮膚をケアするには、以下の特徴に注意することが必要です。

①皮膚の構造が未熟なため、摩擦・圧迫・ずれる力に弱い。
②バリア機能が未熟なため、乾燥しやすく化学的な刺激を受けやすい。
③早産児・日齢の浅い赤ちゃんほど皮膚表面はアルカリ性に傾いており、感染のリスクがある。
④早産児ほど表皮と真皮の接合部の結合が弱いため、粘着物の剥離時に表皮剥離を起こしやすい。

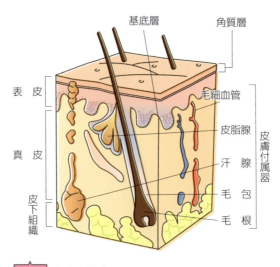

図1　皮膚の構造

⑤皮膚密着部に浸軟や汚染が生じやすい。
⑥医療機器類の装着を要するため、皮膚に損傷を起こしやすい。

　これらのことを踏まえ、具体的なケア方法を以下に解説します。

Q. スキンケアを行う上でのポイントは何ですか？

A. 保清（洗浄・清潔）・保湿・保護です。

　スキンケアの目的は、健康な皮膚が本来持っている生理機能を正常に保つことです。赤ちゃんの皮膚は前述したように、皮膚の構造も生理機能も成人と異なって未熟な状態にあります。また、赤ちゃんは適切な表現で不快なことや苦痛を表現できないため、皮膚障害の発見が遅くなってしまうことも少なくありません。

　赤ちゃんのスキンケアでは、リスクを予測した予防的ケアと異常の早期発見が重要になります。スキンケアのポイントは、保清（洗浄・清潔）・保湿・保護の3つになります。

　保清（洗浄・清潔）では、汗や余分な角質や皮脂、排泄物、粘着剤、軟膏類などの汚れを洗浄・除去し、清潔に保つことが重要です。また、皮膚の生理機能を正常に保つためには、角質層に適度な水分が保持されていなければならないため、皮膚の保湿も重要です。さらに、皮膚障害をもたらす物理化学的な刺激から皮膚を保護することも重要です。それらの刺激には、排泄物の接触などによる化学的刺激、機械的刺激、紫外線などが挙げられます。保護では、そのような刺激を赤ちゃんの皮膚から除去したり、刺激から皮膚を保護したりすることが必要になります。

赤ちゃんの保清時に注意すること

●清　浄

　赤ちゃんは早産であるほど体温調整がむずかしいため、皮膚の清浄さを保つために行う部分洗浄・沐浴では、体温が低下しないような配慮が必要です。清浄の方法として、清拭と洗浄・沐浴について解説します。

◉清　拭

①拭き取るものの素材

　清拭は、皮膚の表面を傷つけない優しい素材で行ってください。ガーゼは繊維が粗くごわごわしており、水分を含むとさらに硬くなり、皮膚表面に摩擦が生じるリスクがあります。清拭に用いるのは、コットンなどの軟らかな素材が望ましいです。清潔なものであれば、滅菌したものである必要はありません。

②皮膚の拭き方

　拭く際には、ごしごしこすると皮膚表面に細かな傷が生じるため、微温湯をやや多めに含ませたコットンで押さえるようにして拭くとよいでしょう。ただし、皮脂や便などの油性の汚れは、拭き取るだけでは容易に取れないこともあります。そのような場合には、部分的に洗浄を行う方が汚れをきれいに落とせます。また、身皮膚用のクリームタイプの清拭剤などもあり、汚れをオイルで浮かして除去できます。

◉洗浄および沐浴

①洗浄方法

　洗浄剤には、容器から泡が出てくるフォーム状のもの、液体、固形のものがあります。汚れは泡に吸着して落ちるため、洗浄剤の泡で優しく撫でるように皮膚を洗い、微温湯で泡を十分洗い流します。

　理想的な泡は、しっかりかつもっちりとしたすぐに消えない泡で、皮膚の上で滑らかに伸びる状態のものです。フォーム状は泡立てる必要がないので簡易に使用できます。液体は、泡立てネットやビニール袋を用いれば容易に泡がつくれます。

　ビニール袋を用いる方法は、袋に液状洗浄剤と微温湯と空気を入れて、ビニール袋の口をしっかり持った状態で上下に何度か振って軽く泡立てます。次に空気を少しだけ抜き、さらにしばらく素早く上下に振ると、細かな泡ができあがります。洗浄剤の種類や微温湯の量で泡のでき方が変化するので、ケアの際に調整します。

　固形のものでは、泡立てネットなどを用いるとよいでしょう。固形石鹸や泡立てネットは、感染防止のため、使用後にはしっかり乾燥させなければならないので、入院中にはビニール袋を用いた方が使いやすいと考えます。

②沐浴剤

　沐浴剤を使用する際には、成分が皮膚に残ってしまうと皮膚トラブルの原因になることもあります。皮膚の汚れを落とすには洗浄剤の方が効果は高いです。

●保 湿

　入浴後の潤った角質層の細胞は、時間とともに乾燥していきます。水分をバスタオルで押さえ拭きした後、速やかに（入浴後5分以内を目安）保湿剤を塗布します。保湿剤はケアする人の手掌に伸ばし、赤ちゃんの全身に塗布します。

　手足は、ケアする人の手掌で包み込みながら、くるくると中枢から末梢に向かって回すようにして塗布します。体幹や背中は、両手掌を広げ、包み込むようにして優しく塗布しましょう。

スキンケア製品と、その使用上のポイントと注意点

　市販されているベビー用洗浄剤・保湿剤とスキンケア製品を中心に表に示します（表1、2）。ベビー用の洗浄剤・保湿剤でも成分やメーカーの推奨する条件などが異なるため注意が必要です。それらを確認した上で基本的に皮膚トラブルのない正期産児を対象に使用を開始する方が安全と考えます。また、新生児は皮膚が脆弱なため、全身に使用するものなら初回使用時は片側の下腿や前腕といったように、塗布する部位を限定して異常がないか確認した上で、徐々に使用範囲を広げていく方が安心です。

　新生児から使用可能といわれる製品でも、早産児では安全性を保証されている製品はほとんどありません。早産児では修正31～32週くらいまではバリア機能も未熟なため、市販のスキンケア製品の使用はお勧めしませんし、それ以降であっても使用の可否は慎重に検討しましょう。

　ただし、超早産児への剝離剤の使用など、使用しないことによって皮膚障害のリスクが高くなる場合もあります。そのような場合は、必ず医師とも相談し、製品に含まれる成分に刺激物や添加物が含まれていないか確認した上で、使用の可否や塗布範囲を限って使用するなど、具体的な使用方法を検討することが重要です。

表1 市販されているベビー用の洗浄剤・保湿剤・清拭剤の成分と使用上の注意点

種類	商品名	メーカー	形状	製品の特徴 弱酸性	無香料	無着色	パラベン無添加
ベビー用洗浄剤	2e Baby Plus 泡ソープ	株式会社資生堂	泡	○	○	○	○
	2e Baby Plus ソープ	株式会社資生堂	固形	弱アルカリ	○	○	○
	ママ&キッズ ベビー全身シャンプーフレイチェ	株式会社ナチュラルサイエンス	泡	○	○	○	○
	キューピー 全身ベビーソープ（泡タイプ）	牛乳石鹸共進社株式会社	泡	○	○	○	○
	キューピー 全身ベビーソープ ベビーせっけんの香り（泡タイプ）	牛乳石鹸共進社株式会社	泡	○	×	○	○
	キューピー しっとり全身ベビーソープ（泡タイプ）	牛乳石鹸共進社株式会社	泡	○	○	○	○
	キューピー ベビーせっけん	牛乳石鹸共進社株式会社	固形	○	×	○	○
	ミルふわ 全身ベビーソープ泡タイプ	アサヒグループ食品株式会社	泡	○	○	○	○
	アラウ. ベビー泡全身ソープ	サラヤ株式会社	泡	弱アルカリ	△	○	○
	アラウ. ベビー 泡全身ソープしっとり	サラヤ株式会社	泡	弱アルカリ	△	○	○
	アラウ. ベビーせっけん	サラヤ株式会社	泡	弱アルカリ	△	○	○
	キュレル 泡ボディウォッシュ	花王株式会社		○	○	○	×
ベビー用保湿剤	2e Baby Plus ミルキーローション	株式会社資生堂	乳液	○	○	○	○
	ママ&キッズ ベビーミルキーローション	株式会社ナチュラルサイエンス	乳液	○	○	○	○
	キューピー ベビースキンミルク（乳液タイプ）	牛乳石鹸共進社株式会社	乳液	○	○	○	○
	ミルふわ ベビーミルキーローション	アサヒグループ食品株式会社	乳液	○	○	○	○
	ミルふわ ベビージェルローション	アサヒグループ食品株式会社	ジェル	○	○	○	○
	ミルふわ ベビークリーム	アサヒグループ食品株式会社	クリーム	○	○	○	○
	ミルふわ 高保水ベビークリーム	アサヒグループ食品株式会社	クリーム	○	○	○	○
	アラウ. ベビー プラスモイストローション	サラヤ株式会社	泡	弱酸〜中	△	○	○
	キュレル ローション	花王株式会社	乳液	○	○	○	×
清拭剤	リモイス®クレンズ	アルケア株式会社	クリーム	弱酸〜中	○	○	○
肛門清拭剤	薬用 サニーナ	花王株式会社	液体	なし	○	○	○

第2章：赤ちゃんのケアの実際・まず押さえたい20のポイント

2章 〔赤ちゃんの日常のケア〕 ⑩ 清拭・沐浴（スキンケア）

製品の特徴				その他	メーカーからのコメントおよび備考
ノンアルコール	無鉱物油	皮膚アレルギーテスト	食物アレルギーテスト		
○	○	○	○		正期産新生児から使用可
○	○	○	○		正期産新生児から使用可
○	○	○	○	卵、乳、そば、落花生、甲殻類由来成分不使用。石油系界面活性剤無添加	正期産新生児から使用可。早産児は使用の可否を医師に相談。新生児による使用テスト済み。ADの乳幼児による使用テスト済み。
○	○	○	×		正期産新生児から使用可
○	○	○			正期産新生児から使用可
○	○	○	×		正期産新生児から使用可
△	○	○	×		・極微量のエタノール含有 ・正期産新生児から使用可
○	○	○	×	乳・小麦由来成分不使用	早産児では、使用前パッチテストを推奨
○	○	○	×	合成香料無添加（天然精油配合）合成界面活性剤無添加、着色料・保存料無添加	正期産新生児から使用可
○	○	○	×	合成香料無添加（天然精油配合）合成界面活性剤無添加、着色料・保存料無添加	正期産新生児から使用可
○	○	○	×	合成香料無添加（天然精油配合）合成界面活性剤無添加、着色料・保存料無添加	正期産新生児から使用可
○	○	○	×		ベビーバスを卒業し、家族と一緒のお風呂に入れるころが使い始めである
○	○	○	○		正期産新生児から使用可
○	○	○	○	卵、乳、そば、落花生、甲殻類由来成分不使用。石油系界面活性剤無添加	正期産新生児から使用可。早産児は使用の可否を医師に相談。新生児による使用テスト済み。ADの乳幼児による使用テスト済み。
○	○	○	×		正期産新生児から使用可
○	○	○	×	乳・小麦由来成分不使用	正期産新生児から使用可
○	○	○	×	乳・小麦由来成分不使用	正期産新生児から使用可
○	○	○	×	乳・小麦由来成分不使用	正期産新生児から使用可
○	○	○	×	乳・小麦由来成分不使用	正期産新生児から使用可
○	○	○	×	合成香料無添加（天然精油配合）石油系合成界面活性剤無添加、着色料・保存料無添加	正期産新生児から使用可
○	○	○	×		新生児（～28日）以上で使用実績があるが個人差が大きいため少しずつ様子をみながら試す
○	△	○	×		・医師の判断とパッチテストでの使用を勧める ・使用適応の年齢制限は、設けていない
△	○	×	×	消炎剤（グアイアズレン）含有	生後28日以降に肌の状態を見ながら試す

表2 非アルコール性の皮膚被膜剤・剥離剤の特徴と使用上の注意点（スプレータイプの剥離剤は除く）

	商品名	メーカー	形状	薬機法区分	使用適応	成分	使用上の注意点	備考
皮膚被膜剤	キャビロン™非アルコール性皮膜	スリーエムジャパン株式会社	・ナプキンタイプ ・スティック ・スプレー	医療機器	生後1カ月以降	無防腐剤無香料	塗布後、十分に乾燥させる	生後1カ月未満の新生児、特に早産児には、十分な情報がない
	ブラバ皮膚被膜剤	コロプラスト株式会社	・ワイプ ・スプレー	対象外（雑品）	記載なし	ノンオイル	粘膜に当たらないよう使用する	
	リモイス®コート	アルケア株式会社	・ワイプ ・スプレー	化粧品	記載なし	香料	適応部位に塗布し、自然乾燥させる	
	セキューラ™ノンアルコール被膜	スミス・アンド・ネフュー株式会社	・ワイプ ・スティック ・スプレー	医療機器	生後1カ月以降	無防腐剤無香料		
	シレッセ™皮膚被膜剤	コンバテック株式会社	・ワイプ ・スプレー	対象外（雑品）	新生児～	ノンオイル100%シリコン、無保存料・無香料、無ラテックス成分	早産児の安全性のテスト無し	
剥離剤	ブラバ粘着剥離剤	コロプラスト株式会社	・ワイプ ・スプレー	対象外（雑品）	記載なし	ノンオイル	粘膜に当たらないよう使用する	
	キャビロン™皮膚用リムーバー	スリーエムジャパン株式会社	・滴下ボトル ・ワイプ	対象外（雑品）	医師に相談	無保存料無香料		生後1カ月未満の児または体が小さい児への使用の可否は医師の判断を仰ぐ

皮膚障害の対応法

　皮膚障害が発生しても、すべてに同じ対策を講じることはできません。皮膚障害の原因はそれぞれ異なるからです。まず、どの部位にどんな皮膚障害がどれくらいのサイズで発

生しているか観察します。さらに、局所に何が接触しているのか、何かしらの刺激が加わっていないか、その他の要因が影響していないか、皮膚に影響するような病態や治療が行われていないか、局所が感染していないかなど、十分に見極めることが重要です。その上で、局所に加わっている原因の除去を行います。

また、自分一人で判断することは、時に対応を誤ったり対応が遅くなったりする可能性もあるため、先輩や医師に相談して、一緒に観察してアセスメントし、対処方法を検討できるとよいでしょう。そして、定期的な観察とアセスメントを元にした評価をしながら経過を追いましょう。

皮膚障害を回避するために化学的・機械的な刺激から皮膚を保護する方法

化学的・機械的な刺激には、排泄物の接触などによる化学的刺激、摩擦などの機械的刺激、紫外線などが挙げられますが、ここでは入院中の赤ちゃんに限定し、紫外線を除いて解説します。

●排泄物・化学的刺激

尿や便は皮膚との接触時間が長くなるほど、化学反応を起こし、皮膚への刺激性は高まります。また赤ちゃんの性状が緩い便は、尿とともに、皮膚を浸軟させ、バリア機能を低下させます。そのため、排泄物の拭き取りは水分を多めに含んだコットンか、前述した肛門清拭剤やオイルを含有しているお尻拭きなどを用いて、こすらずに押さえるようにして優しく拭き取ることが重要です。

テープ類の粘着剤は、皮膚障害の原因になることもあります。テープの貼り替えの際は、糊残りは剝離剤でやさしく除去し、皮膚に残った剝離剤は微温湯を含ませたコットンなどで押さえ拭きして除去します。軟膏類を使用している場合には、1日1回は皮膚を洗浄して古い軟膏や皮脂などの汚れを除去するとともに、皮膚を観察し、清潔になった皮膚に新たに軟膏を塗布します。

また、乾燥した皮膚はバリア機能が低下します。化学的刺激から皮膚をバリアする上でも、保湿剤は清潔な皮膚に塗布し、乾燥が目立つ場合には沐浴後以外にも適宜塗布しましょう。

●機械的刺激

⦿テープ貼付部

　表皮と真皮の接合部は、早産であるほど結合が弱いといわれています[1]。粘着力の強い医療用粘着テープ（以下、テープ）では、真皮と表皮の接合よりもテープと表皮が強く接着するため、表皮と真皮間の結合力が弱い早産児では、剥離時に表皮剥離を起こしやすくなります。テープなどの粘着物を剥離する場合には、その粘着力も考慮しながら、適宜、剥離剤を使用するなど愛護的に行う必要があります。

　テープは基本的に皮膚を押さえながら、ゆっくりと行うと優しく剥離できますが、早産児・浮腫などの皮膚の脆弱性が目立つ場合には、剥離剤を積極的に使用します。さらに、気管挿管チューブの固定など粘着力が強いテープを使用したり、繰り返しテープの貼り替えを要したりする場合には、テープ貼付部に皮膚被膜剤を使用します。皮膚被膜剤の種類によっては、個々の袋内液剤の量も異なります。たくさんの液剤が含まれるものは、袋の上から押さえてナプキンなどに含まれる液剤を適量にしてから使用するなどして、鼻腔や口腔に液剤が入らないよう注意する必要があります。

⦿皮膚密着部

　前頸部、腋窩、鼠径部などの皮膚密着部は浸軟しやすく、汚れもたまります。体動によって浸軟した部分がこすれると皮膚障害を発生しやすいため、1日1回は皮膚を洗浄して観察し、異常を早期発見できるようにします。

⦿医療機器装着部

　赤ちゃんは、病状によっては医療機器の装着を余儀なくされます。胃チューブでは、チューブが皮膚を圧迫していないか、表情筋の動きによってテープが引っ張られる場所にテープを貼付していないか注意しましょう（図2）。パルスオキシメーターのプローブは、外れないようかつ圧迫し過ぎないよう注意します。哺乳時間ごとなど、3時間程度の間隔で巻き替えを行い、皮膚障害がないか観察します。

　足の動きが盛んな場合には、プローブのほかに、コード部分をもう一カ所固定し、テンションが1点に集中しないようにします。その他、さまざまな医療機器を装着することがありますが、どんなリスクがあるかを考慮して、リスクをできるだけ除去しつつ、定期的な観察を怠らないことが重要です。

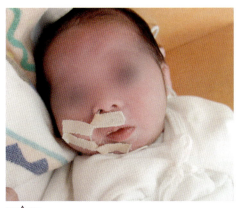 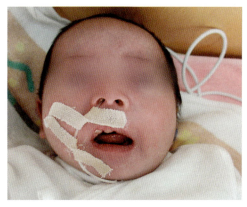

図2 胃チューブのテープ固定部位

口を開けたときに、チューブが引っ張られている表情筋の動きに影響される部位への固定は避ける。
※テープをやや小さくし、鼻腔下と頬部寄りの2カ所に貼付するとよい。

引用・参考文献

1) Holbrook, KA. "A histological comparison of infant and adult skin". Neonatal skin : Structure and Function. Maibach, HI. et al. ed. New York, Marcel Dekker, 1982, 3-31.
2) 佐々木りか子. 新生児の皮膚の特徴. Neonatal Care. 16 (11), 2003, 962-6.
3) Rutter, N. The immature skin. Br. Med. Bull. 44 (4), 1988, 957-70.
4) Kalia, YN. et al. Development of skin barrier function in premature infants. J. Invest. Dermatol. 111 (2), 1998, 320-6.
5) 山本一哉. バリア機能に関係する角層の状況. 周産期医学. 42 (4), 2012, 406-7.
6) 新関寛徳. 小児の皮膚の特徴, 皮膚症状の見分け方, 皮疹から鑑別診断の進め方：とくに発疹の色と形状を中心に. 小児内科. 48 (4), 2016, 433-8.
7) Harpin, VA. et al. Barrier properties of the newborn infant's skin. J. Pediatr. 102 (3), 1983, 419-25.
8) Fox, C. et al. The timing of skin acidification in very low birth weight infants. J. Perinatol. 18 (4), 1998, 272-5.
9) Friedman, Z. Essential fatty acids revisited. Am. J. Dis. Child. 134 (4), 1980, 397-408.
10) 日本看護協会認定看護師制度委員会創傷ケア基準検討会. "スキンケアの基本知識：基本的スキンケア". スキンケアガイダンス：創傷ケア基準シリーズ3. 東京, 日本看護協会出版会, 2002, 62-75.

{赤ちゃんの日常のケア}

Point! 11

おへそのケア

横浜労災病院副院長／こどもセンター長　城　裕之　しろ・ひろゆき

Q. おへそのケアはどうするの？

A. 臍炎を防止するために適切な臍帯ケアを行います。先進国ではドライコードケアを行っています。

　ほとんどの場合、新生児の臍帯は何もしなくても自然に脱落します。それでは、何のために臍帯ケアを行うのでしょうか？　それは、臍帯が新生児重症感染症の原因となる細菌の侵入門戸となるからです。臍帯の細菌感染（臍炎）およびその予防は、現在でも公衆衛生上の重要な課題となっています。

　臍炎発症のリスクファクターとしては、自宅分娩などの不衛生な環境下での分娩、低出生体重児、前期破水、臍帯カテーテルの使用、絨毛膜羊膜炎が挙げられます。開発途上国では、自宅分娩における臍炎発症リスクは、病院での出産に比較して6倍にも達するとされています[1]。

　臍帯に定着する細菌は、母親の産道由来と分娩介助者の不衛生な手指を介した分娩室由来によるものであり、黄色ブドウ球菌が最も多く検出されます。その他に、検出頻度の高いものとしては、A群溶連菌（GAS）、B群溶連菌（GBS）、大腸菌、クレブシエラ、緑膿菌などのグラム陰性桿菌があります。また、開発途上国では、臍炎に加えて、不潔な器具の使用による臍帯切断や不潔な物質の塗布により、臍帯切断面に破傷風菌が定着し、新生児破傷風が発症することも大きな問題となっています。

　新生児の臍炎は重症度により以下の4段階に分類されます。

①臍帯炎／膿性分泌物（悪臭のある膿を伴う色調不良の臍帯）
②腹壁の蜂窩織炎を伴う臍炎（上記に加えて臍周囲の発赤と圧痛を伴う）
③全身症状を伴う臍炎
④壊死性筋膜炎を伴う臍炎（臍周囲の斑状出血、水疱を伴う臍帯壊死と表層および深層筋膜への炎症の波及、しばしば全身状態不良の敗血症、ショックを伴う）

　先進国での臍炎の発症率は低く、ドライコードケア（自然乾燥法、dry cord care）では1,000人に1例程度と推測されています。一方、開発途上国では、臍炎は病院出産で8％、自宅出産では最大22％に発生し、発症した臍炎のうち、中等度〜重症が17％、

敗血症を伴うものが2%あるといわれています。また、臍炎による死亡率は最大13%という報告もあり、特に壊死性筋膜炎へ進展した場合の死亡率は極めて高くなります。

臍帯ケアを理解するためには、2014年に世界保健機関（WHO）が公表した勧告[2]を知っておく必要があります。WHOは、臍炎による新生児死亡率の低い地域や病院での分娩ではドライコードケアを推奨し、新生児死亡率の高い地域での自宅分娩では、生後1週間以内は臍帯に、4%クロルヘキシジンを毎日塗布することを勧めています。

ドライコードケアとは、臍帯を清潔にして空気にさらす、または薄い清潔な布をかけて管理する方法で、臍帯が汚染されたときには、石鹸と滅菌水で汚れを落とします。ドライコードケアの具体的な手順を表1に示します[3]。

病院での分娩や先進国では、多くの研究によって、臍帯ケアとして特定の消毒薬を使用することによる有用性は認められないことが明らかとなっています。日本における研究では、144名の新生児をアルコール群（沐浴後、70%イソプロピルアルコールでの消毒を1カ月健診まで行う）と、自然乾燥群（生後1日目から沐浴のみで水分を綿棒で吸い取るだけ）の2群に分けて観察した結果、臍炎発生率はそれぞれ2.7%（2/73）と2.8%（2/71）で、両群間に有意差は認めませんでした[4]。

消毒薬の使用により臍帯への細菌の定着を減少させることは、さらに病原性の強い細菌を定着させてしまうという予期せぬ結果となる可能性が考えられることから、先進国では臍帯ケアに消毒薬を使用しないようになってきています。実際に、WHOは1998年以降、先進国ではドライコードケアを行うように推奨しています。しかし、衛生状態が悪い地域や新生児の感染率が高い地域では、WHOはクロルヘキシジンの使用を勧めています。

表1 臍帯ケア（ドライコードケア）の手順

①出生時、臍輪部から2〜3cmのところを臍帯クリップで結紮し切断する。
②切断面の止血を確認し、アルコールで消毒し自然乾燥させる。臍帯をガーゼで包んで保護すると自然乾燥が妨げられるため、その必要はない。
③出生後24時間程度で臍帯切断面が乾燥したら、出血のリスクはなくなるため、臍帯クリップを除去する。乾燥を妨げる要因となるので、臍帯クリップはできるだけ早く除去する。
④臍帯の自然乾燥を促すため、沐浴時には臍輪部の水分をぬぐい、臍帯が外に出るようにオムツを当てる（図1）。
⑤沐浴を実施したときには、臍輪部に残っている水分をタオルもしくは綿棒でぬぐって自然乾燥させる。
⑥臍帯が自然に脱落するまで待ち、結紮は行わない。結紮を行うことによって臍帯脱落の時期を多少早めることもあるが、大きくは変わらない。

（文献3を元に作成）

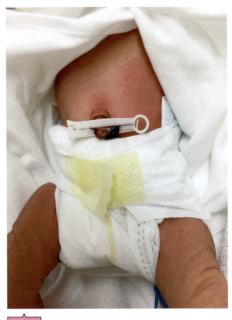

図1 ドライコードケアにおけるオムツの当て方

Q. いつまでも臍脱（臍帯脱落）しない、じくじくしている、出血したときにはどうするの？

A. 症状により対応は異なりますが、臍炎の有無を見極めることがポイントです。まれですが、免疫異常、小児外科疾患があることを忘れてはいけません。

いつまでも臍脱（臍帯脱落）しない

　個人差もありますが、ほとんどの健常新生児では、出生後2週間以内に臍帯脱落が起こります。通常、臍帯脱落遅延は生後3週以後に臍帯脱落が起こった場合を指します。臍帯脱落がどのような機序で起こるのかは、まだ解明されていませんが、臍帯脱落遅延は、経静脈的抗菌薬投与、早期産児や低出生体重児、帝王切開で出生した児にみられることが知られています。好中球が臍帯脱落に重要な役割を果たしていると推測されています。

　その根拠として、白血球粘着不全症や白血球粘着過剰症、同種免疫性好中球減少症で臍帯脱落遅延が生じることが挙げられています[5]。従って、いつまでも臍脱（臍帯脱落）しない児の一部には好中球機能に異常があることを知っておいてください。

へそがじくじくしている、出血している

　臍帯が脱落した後に肉芽組織が形成され、じくじくしている状態を臍肉芽腫といいます[5]。大きなものでは、ポリープ状に隆起するものもあります（図2）[6]。大きなポリープ状のものは、根部を糸で結紮するとミイラ化し、数日で糸とともに肉芽も脱落します（図3）[6]。

　小さな肉芽の場合は、硝酸銀液で焼灼（化学火傷）します。滅菌綿棒に硝酸銀液を染み込ませて肉芽部分に当てて焼灼し（図4）[6]、その後は生理食塩水で中和します（図5）[6]。硝酸銀が残存していると、化学火傷により皮膚びらんや潰瘍などを形成する恐れがあるため、よく拭き取っておきます。硝酸銀液を作製するのには手間がかかるため、最近は、第4群のステロイド含有軟膏を塗布して、肉芽の退縮を促すこともよく行われています。

　また、へそがじくじくしている状態は、多くの場合、臍帯の生理的変化に伴うものであり心配はいりませんが、まれに卵黄嚢管遺残、尿膜管遺残により生じていて鑑別がむずかしい場合があります。臍帯根部を十分に観察し、これらの病気を見逃さないように注意が必要です。典型的な臍肉芽腫にしては経過がおかしいと感じた場合には、できるだけ早く

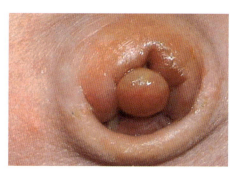

図2　臍肉芽腫（文献6より引用）

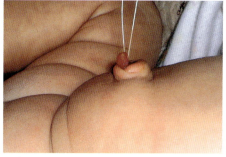

図3　臍肉芽の結紮（文献6より引用）

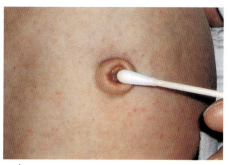

図4　硝酸銀液での焼灼（文献6より引用）

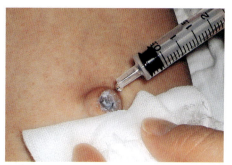

図5　生理食塩水で中和し、よく拭き取る（文献6より引用）

小児外科の専門的診察を受けるようにします。

　へそから出血している場合の多くは、へその付け根や臍帯クリップの部分と臍帯断端部間に残存していた血液が外部に出てきたものです。まず血液を拭き取り、臍帯の状態をよく観察します。次に臍炎発生の有無（発赤、湿潤、膿臭出血、腫脹熱感、排膿、臍周囲の皮膚の変化）を観察します。出血傾向の一つの症状として、へそから出血することもありますので、全身状態をよく観察するとともに、血液検査結果を確認します。

引用・参考文献
1) Stewart, D. et al. Umbilical Cord Care in Newborn Infant. Pediatrics. 138（3），2016, e20162149.
2) World Health Organization. "Cord care". WHO Recommendations on Postnatal Care of the Mother and Newborn. Geneva, WHO Press, 2014, 23-4.
3) 濱田紀子．"入院中の診療・ケアQ&A"．新生児の診療・ケアQ&A 正期産編：これだけは知っておきたいwell-baby 診察の基本．佐藤和夫編．ペリネイタルケア・ネオネイタルケア合同臨時増刊．大阪，メディカ出版，2014, 122-5.
4) 門田悦子ほか．新生児臍消毒の必要性の検討：「消毒群」と「自然乾燥群」の比較から．助産雑誌．67（4），2013, 314-8.
5) 高田英俊．臍帯脱遅延をみたら．小児内科．46（10），2014, 1469.
6) 中山真由美．"Q1：臍がじゅくじゅくして乾きません。化膿しているのでしょうか？ 放っておいても大丈夫でしょうか？"．お母さんの疑問に答える新生児Q&A. Perinatal Care. 27（5），2008, 444-5.

{赤ちゃんの日常のケア}

Point! 12 母乳育児支援

北里大学病院周産母子成育医療センター小児病棟主任、母性看護専門看護師　**平林奈苗**　ひらばやし・ななえ

母乳育児支援(乳房マッサージ・栄養・搾乳など)の実際

●乳房マッサージの目的・開始時期

　母乳育児に向けた乳房マッサージは、妊娠中から行われるのがよいとされています。乳頭ケアを行うことで、乳頭・乳輪部に柔軟性と伸展性が生じます。この柔軟性と伸展性は、授乳期の乳頭トラブルを予防でき、母乳分泌を図り、赤ちゃんが吸着しやすい状態を整えます。

　しかし、NICU に入院する赤ちゃんの母親の多くは、妊娠中にマッサージができない状況にあります。そのため、妊娠中は乳かす除去など乳房の清潔を保つことが大切です。産後は、産褥経過や母親の身体状況に合わせて乳頭マッサージと搾乳を開始します。

●乳頭と乳房の観察

　乳房マッサージを始める際に、乳頭と乳房の観察を行います。

◉乳　房

　第 2 胸骨からの垂線よりも膨らんでいる部分をいいます。乳房の形は、乳頭中心からの垂線によって分割された上と下の面積の大きさから分類されます。妊娠中の発育などについても情報収集しましょう(図 1)。

◉乳頭・乳輪部

　形態としては、「正常」「扁平」「陥没」「裂状」「巨大」「短小」に分類されます(図 2)。柔軟性はマシュマロくらいの軟らかさ、伸展性は長さ 1cm くらいが目安です。乳腺開口の本数、射乳の有無も観察しましょう。直接授乳の前に、赤ちゃんの口の大きさとの比較も行います。

●乳頭マッサージの方法

①乳房および乳頭を傷つけないように、爪を切っておきます。
②親指・人差し指・中指の 3 本で乳輪部から乳頭をつまみ、乳頭の先をつぶすように 10 秒程度圧迫します。痛くなるまで圧迫する必要はありません(図 3)。
③陥没乳頭など矯正が必要な場合には、乳頭吸引器などを使用することがあります。

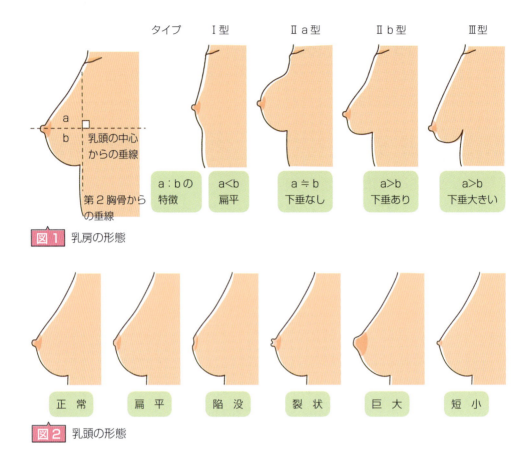

図1 乳房の形態

図2 乳頭の形態

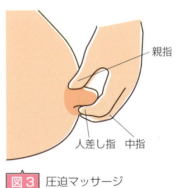

図3 圧迫マッサージ

乳頭〜乳輪を10秒くらい、可能な限りいろいろな角度から圧迫する。

●搾乳の目的・開始時期

NICUに入院している赤ちゃんの母親には、帝王切開、母子分離、乳頭への刺激減少など、乳汁産生に影響する因子があります。これらは、産後の搾乳回数や搾乳環境で改善することができます。

産褥21日ごろまでが乳汁分泌の確立時期です。産褥10日ごろまでは1日8回（3時間おき）、それ以降は最低でも1日6回の搾乳を実施しましょう。乳汁分泌が確立した後は、効率よい搾乳方法を検討します。産褥早期では、産科病棟との連携により母乳支援を開始します。

●搾乳の方法

搾乳には、手による搾乳と搾乳器による搾乳の2種類があります。搾乳は手で行うことが望ましいといわれていますが、長期間にわたり頻回に搾乳する必要がある場合は、搾乳器の使用をすすめることもあります。

搾乳した母乳は、冷凍母乳用パックに入れて冷凍保存します（各施設の規則に従って、保存・運搬・解凍・授乳します）。

◉手による搾乳

①手を洗う。
②親指と人差し指（または中指）の指腹を乳輪の境目辺りに当てる。他の指は乳房に軽く添える（図4 ⓐ）。
③親指と人差し指を胸壁に向かって軽く圧迫する。
④軽く圧迫したまま、乳頭の真下の方向へ指腹同士を合わせてから緩める（図4 ⓑ）。

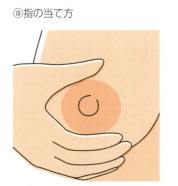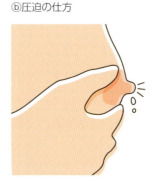

ⓐ指の当て方　　ⓑ圧迫の仕方

図4 用手搾乳
ⓐ親指と人差し指の指腹を乳輪の境目に。
ⓑ自分の方にやや押しつつ、親指と人差し指を合わせるようにする。

⑤上記③④を繰り返し、乳汁を消毒した哺乳瓶などで受ける。
⑥いろいろな方向から搾乳する。
⑦もう一方の乳房も同じように搾乳する。

◉搾乳器による搾乳（手動・電動がある。取扱説明書をよく読むこと）

①手を洗う。
②消毒した搾乳器を乳房に当て搾乳を行う（図5）。
③もう一方の乳房も同じように搾乳する。
④搾乳器を消毒する。

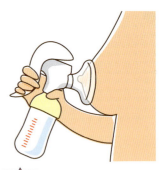

図5 搾乳器利用

● **授乳中の栄養**

　授乳中は一般的に、通常の成人女性の必要摂取カロリー量＋350kcalが必要であるといわれています。母乳は血液から産生されるため、バランスのよい食事ができていればよいでしょう。バランスのよい食事とは、野菜、果物、豆類、イモ類、肉、魚、乳製品などを十分に取る食事です。

● **母乳育児支援、乳房ケアの方法について、よくあるトラブルに対する対処方法**

　乳房トラブルを回避するためには、母親の乳房ケアに関する訴えを聞き、乳房の状態を観察することが大切です。

◉乳房緊満感

　乳房緊満とは、乳房の過度の張りをいいます。母親からは、「おっぱいがカチカチ」「パンパンに張っている」などの表現が多いです。

①乳房の状態

　熱く、硬くなり、見るからに痛そうです。乳房緊満が続くと乳汁産生が減少したり、乳腺炎に移行する可能性があります。

②緊満の原因

　乳汁が効果的に流れない、すなわち搾乳間隔が空いていることが原因です。

③対処方法

　搾乳を行います。乳房が支えられるように下着を調整します。

④乳腺炎予防

　乳汁うっ滞を回避すること（＝搾乳）が予防につながります。

⦿搾乳量の減少

①乳房の状態

乳房緊満感、熱感が減少します。母親からは、「おっぱいが張らない」「おっぱいが出なくなった」などの表現が多いです。

②乳汁産生減少の原因

多くは搾乳回数の減少にあります。出産後の母親は、産褥7日ごろまでは入院しており、産科病棟で昼夜を問わず3時間おきに搾乳を行っています。退院後の1週間（産褥14日ごろまで）は、出生証明書の提出、養育医療や育成医療の申請手続きのため、市役所や保健所、社会保険福祉事務所など数日かけてお役所めぐりをしています。同時にこの時期は、NICUへの面会など新しい生活リズムを調整している重要な時期なので、手続きや面会に追われながらもおっぱいのケアが必要です。面会中の搾乳は、入院中のように3時間おきに搾乳することがむずかしく、母親は、乳房緊満（乳汁うっ滞）の状態にあることが多いようです。

③対処方法

母の生活の変化、NICUへの面会方法、面会時間などを聞き、母の生活に合わせた搾乳プランを検討します。

⦿乳頭の痛み

①乳頭の状態

乳房緊満による乳房の張り、亀裂、出血の有無を観察します。また、乳管開口・開通状態を観察します。乳頭刺激時間を短縮するなど、苦痛の緩和と創部の安静に努めます。

②用手搾乳では、乳輪周辺の擦過傷が見られることがあります。その際、乳房全体を押しながらの授乳や搾乳器の導入を検討します。

直接授乳を始めるタイミング

●早産児における授乳の進め方

・まず、母親の授乳の意向（直接授乳の意思があるか）を確認しましょう。
・哺乳意欲を見て、直接授乳の開始時期について医師と相談しましょう。直接授乳を始めるには呼吸と心拍の安定が条件です。
・低出生体重児は、吸啜・嚥下と呼吸の調和運動が困難になりやすいため、哺乳性チアノーゼが出現することがあります。その場合、モニタリングしながら授乳を行うこともあ

ります。

◉直接授乳の段階

直接授乳が確立するまでには以下のような段階があります。

①探索行動

母親の胸元に抱っこされているとき、首を振って乳頭の方を向こうとします。

②短い吸啜持続、長い休み

吸啜と呼吸を同時に行うことがむずかしいため、乳頭を含んでも少しの吸啜だったり、長く休むことがあります。直接授乳を始めた直後は、乳頭をなめたりして感触を確かめています。

③吸啜および吸着の延長

成熟してくると吸啜・呼吸を同時に行えるようになり、乳汁を実際に飲む量も増加します。

④乳汁摂取量（直母量）の増加

たくさん飲めるようになります。

◉母親へのサポート

直接授乳が始まるとすぐに吸ってくれる、たくさん飲んでくれると思っている母親は少なくありません。授乳のタイミングが合わないと赤ちゃんは眠っていたり、泣いて吸い付いてくれないということもあります。また、赤ちゃんの口内に乳頭を入れようとしたとき、赤ちゃんが嫌がったり吸い付いてくれないとがっかりすることもあります。

低出生体重児の口は小さく、大きく開けることができません。舌が口蓋部に挙上していることも多く、口腔も小さいため、母親の乳頭を十分に含むことができません。早産児では口蓋が高いことが多く、頬部の脂肪組織も少なく頬筋が疲労しやすいことなどから、哺乳時に十分な陰圧をかけることができず、有効な吸啜が起こりにくいという特徴があります。

すぐに上手には吸えないこと、時期が来れば赤ちゃんの方から吸い付いてくることを伝え、焦らないで時間をかけてサポートしていきましょう。

直接授乳の支援：授乳姿勢やくわえさせ方

●授乳環境は？

母親と赤ちゃんが落ち着いて授乳できるような空間で行いましょう。

第2章：赤ちゃんのケアの実際・まず押さえたい20のポイント

●授乳姿勢（ポジショニング）

　適切な姿勢、抱き方ができているか確認しましょう。また、授乳しているときの母子の様子（赤ちゃんに話し掛ける、赤ちゃんに触れる、乳房を圧迫するなど）を観察しましょう。

◉母親の姿勢

　ゆったりできるイスに座り、赤ちゃんは丸めた枕や授乳用クッションなどの上に乗せましょう。赤ちゃんの口が乳頭の正面に来るような高さにすることがコツです。自宅ではどのような場所で授乳するのか、ソファーなのかカーペットなのかなど授乳環境の情報収集をして、適切な姿勢が保てるように母親と相談しましょう。

◉赤ちゃんの姿勢

　手足を屈曲し、体幹を母親に密着させます。

◉抱き方

①横抱き

　よく見られる授乳スタイルです。母親のおへそと赤ちゃんのおへそが向き合うようにするのがコツです。赤ちゃんを母親の乳房の高さに抱き、飲ませる側の乳房と同じ側の腕で赤ちゃんを抱きます。赤ちゃんの頭は母親の肘の辺り、赤ちゃんの殿部はもう片方の手のひらで支えます。母親のひじの角度は90°以内となるようにすると楽です（図6ⓐ）。

②交差抱き

　飲ませる乳房と反対の手で、赤ちゃんの頭と身体を背中側から支えます。赤ちゃんの頭の動きをコントロールしやすいので、吸着のむずかしい赤ちゃんや低出生体重児に利用します。母親と赤ちゃんが密着しやすいメリットがあります（図6ⓑ）。

③フットボール抱き（脇抱き）

　脇に抱え込むように抱きます。授乳する方法はまず、反対の手で乳房を支え、授乳する乳房側の手で赤ちゃんの頭と身体を下方から支えます。乳頭で赤ちゃんの口唇を刺激し、赤ちゃんが口を開いたら引き寄せます。赤ちゃんの足は母親の背中側にきます。低出生体重児や乳頭・乳輪を深く含めない場合に利用します。大きく柔らかい乳房にも有効です（図6ⓒ）。

④縦抱き

　赤ちゃんを母親の膝に座らせたような姿勢で頭と肩を支えます。赤ちゃんの首が前かがみにならないように注意します。低出生体重児、深い吸着がむずかしいときに利用します（図6ⓓ）。

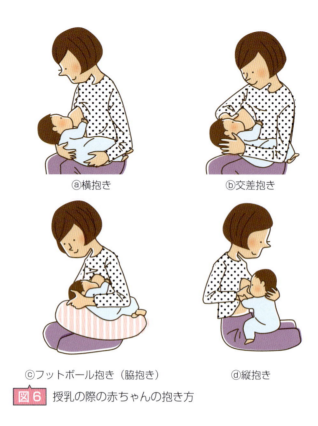

ⓐ横抱き　ⓑ交差抱き　ⓒフットボール抱き（脇抱き）　ⓓ縦抱き

図6　授乳の際の赤ちゃんの抱き方

● **ラッチオンの方法**

　ラッチオンとは、母乳が飲めるように赤ちゃんをおっぱいに吸い付かせる過程のことです。母乳を効率的に吸うには、赤ちゃんが乳首と乳輪の大部分を口に含む必要があります。

①赤ちゃんの頭を少しだけ後ろに反り返させます（呼吸がしやすくなり、母乳を飲み込むことができます）。

②赤ちゃんの口の向きに合わせて、乳頭の向きを変えます。乳頭と赤ちゃんの口が垂直になるようにします。

③赤ちゃんの口唇に乳首や指で刺激を与えることで、赤ちゃんがくわえようとして頭を少し持ち上げ、口を大きく開けます。

④親指を使って赤ちゃんの口蓋に向けて乳首を軽く持ち上げます。吸啜するときには、赤ちゃんの口唇はめくれ上がった状態になっています。

引用・参考文献

1) 水野克己ほか. 母乳育児支援講座. 改訂2版. 東京, 南山堂, 2017, 391p.
2) 立岡弓子. 乳房ケアのエビデンス：母乳哺育と乳房トラブル予防. 対処法. 愛知, 日総研, 2013, 191p.
3) 岡園代ほか. NICU看護技術必修テキスト：基本手技と背景別看護のポイントがわかる. Neonatal Care 秋季増刊. 大阪, メディカ出版, 2011, 291p.

{赤ちゃんの日常のケア}

Point! 13 哺乳瓶授乳の介助

北里大学病院周産母子成育医療センター小児病棟主任、母性看護専門看護師　**平林奈苗**　ひらばやし・ななえ

哺乳瓶授乳を行うときの注意点は？

●開始のタイミング

　一般的に経口哺乳は、修正33～34週以降で人工呼吸器から離脱し、無呼吸発作が減ってきたら開始します（各施設の開始基準に準じて開始します）。

　哺乳には、吸啜・嚥下・呼吸の調整が必要です。吸啜と嚥下は修正32週以降に、吸啜・嚥下・呼吸の調整は修正34週以降に完成します。哺乳瓶での授乳は、呼吸・循環が安定していることが開始の条件になります。

　哺乳瓶での授乳は、哺乳瓶から持続して乳汁が流れ込み、嚥下反射が起こることによって反射的に吸啜が起こります。さらに乳汁が口腔内に流れ込むため、呼吸との調和がとれず、むせ込みやすいという特徴があります。

　一方で直接授乳では、母乳は乳房から持続的に出ているわけではないので、乳汁は1回の授乳に4～5回起こる射乳反射によって児の口腔内に流れ込みます。そのため、呼吸が楽に行えるというメリットがあります。

●経口哺乳開始時のアセスメント項目

⦿**呼　吸**
・哺乳の状態を見る前に、安静時の呼吸・心拍の状態を確認します。
・安静時にも多呼吸や陥没呼吸がある場合には、呼吸状態に影響することがあります。

⦿**口腔内の評価**
　舌小帯、口蓋裂、高口蓋などがないか観察を行います。

⦿**嚥下と呼吸の調和**
・明らかなチアノーゼや呼吸障害の有無について観察します。
・呼吸心拍モニタを使用して心拍・呼吸数の変化を観察します。

⦿**吸啜の評価**
・乳首を口に含んだ後、吸啜の頻度、リズム、バーストのパターンや休憩などを観察します。
・バーストとは、「哺乳運動連続」のことをいいます。

◉非栄養的吸啜の評価
- 乳汁移行を伴う吸啜を栄養的吸啜、乳汁移行を伴わない吸啜を非栄養的吸啜（non-nutritive sucking；NNS）といいます。
- 非栄養的吸啜には、おしゃぶりや射乳反射と射乳反射の間に見られる吸啜があります。
- 哺乳の前に指を吸わせて、吸啜の始まり方、強さ、リズムを観察します。

◉口角から乳汁が溢れていないか
- 吸啜が弱いときや嚥下との調和がとれていないときに、乳汁が口角から溢れることがあります。

● 哺乳中の注意点
- 仰向けよりも、上体を45°程度、挙上する方が飲みやすいといわれています（図1）。
- 母親と児が安定した状態で授乳できるように、激しく啼泣する前のタイミングで授乳する、安定した姿勢で授乳できるように抱き方や体勢を工夫します（図2）。
- 吸啜・嚥下・呼吸の調和は良好かなど、呼吸・心拍の変化に注意します。
- 長期間、経口哺乳を行えなかった児は、原始反射の減少により哺乳がスムーズに行えない場合があります。その場合、哺乳支援としての口腔リハビリテーションを実施することがあります。
- 哺乳中はむせ込みがないか、乳汁が口角から溢れていないかなど、嚥下の状態を観察します。

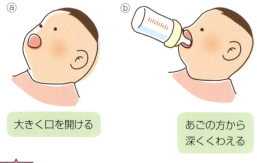

図1 哺乳瓶授乳を行う際のポイント

ⓐ児の口元を乳首の先で刺激すると、乳首を吸うような仕草をしたり、大きく口を開ける。大きく口を開けたときに、舌が下がっている（上がっていない）ことを確認する。大きく口を開けたタイミングに合わせて乳首を口に入れる。

ⓑ舌の上に乳首をのせる。この時、あごの方から深くくわえさせる（正面から入れると、乳首から多くのミルクが出てしまい、むせたり誤嚥することがある）。

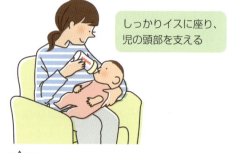

図2 哺乳瓶授乳の姿勢のポイント

- 哺乳に伴い哺乳性チアノーゼが出現する場合には、定期的に息継ぎのための休憩を入れることがあります。
- 吸啜と嚥下の不調和により乳汁が溢れる、むせる場合には、乳汁が垂れ込まないように上体を挙上したり、穴の小さい乳首を選択します。
- 哺乳時に空気を一緒に嚥下している場合、哺乳に伴い腹部膨満が出現することがあります。途中で中間排気を行い、嘔吐や哺乳不良を予防します。

人工乳首の選択で注意することは？

●人工乳首の選択
- 準備している乳首・哺乳瓶を確認しましょう。
- 児の口腔の大きさ、舌の長さ、吸啜の強さ、嚥下の状態、呼吸との調和などをアセスメントして人工乳首を選択します。
- 哺乳瓶の乳首にはさまざまな種類があり、形状や穴の大きさが違います。人工乳首は母乳を飲む時の口の形に近くなるものを選びましょう。

●当院で使用している乳首の紹介

◉母乳実感®（ピジョン株式会社）

　母乳実感®は、産院で最も使用されている乳首です（図3 ⓐ）。母乳実感®は直接おっぱいを飲むときと同じ口の動きが再現できるので、おっぱいとの併用もスムーズです。ミルクが出る穴も、「丸穴」「スリーカット」「クロスカット」の3タイプがあります。当院では、吸う力によってミルクの出る量が調節できるスリーカットや、まだミルクが足りないようなときにはクロスカットへ変更します。

◉母乳相談室®（ピジョン株式会社）

　母乳相談室®は、授乳の訓練用として用いられている乳首です。乳頭や乳房のトラブルなどで、一時的に直接母乳をあげることができないときに使用します。母乳育児・母乳への移行を希望する母親におすすめしています（図3 ⓑ）。

◉Calma（カーム）〔メデラ株式会社〕

　Calma（カーム）は、母乳を飲むときの飲み方をそのまま再現しています（図3 ⓒ）。吸った分だけ出る構造なので、児のペースで哺乳でき、乳頭混乱やあごの発達について心配が少ないです。

ⓐピジョン株式会社　　　　　ⓑピジョン株式会社
　母乳実感®　　　　　　　　　母乳相談室®

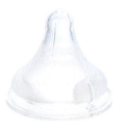
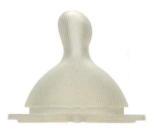

ⓒメデラ株式会社　　　　　　ⓓコンビ株式会社
　Calma（カーム）　　　　　　テテオ乳首

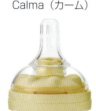
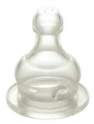

図3 乳首の紹介
ⓑの母乳相談室®は、病産院用乳首のため、一般小売店では販売していない。

●テテオ乳首（コンビ株式会社）

　児が自然に乳首をくわえることができ（吸着）、唾液とミルクが混ざりやすいような乳孔で嚥下をサポートします。児が大きな口を開けられるような工夫で吸啜をサポートしています。哺乳力の弱い児に使用しています（図3 ⓓ）。

●乳頭混乱の回避

　乳頭混乱とは、児が哺乳瓶に慣れてしまい、母親のおっぱいから母乳を直接吸うことを嫌がるようになる状態のことです。母乳の味そのものを嫌がるのではなく、母親の乳首を吸うことに抵抗を示し、哺乳瓶に入れたミルクや母乳を好みます。

　乳頭混乱を起こした児は、目の前におっぱいを差し出すと泣いてしまったり、すぐに遊び飲みを開始します。そのため、仕方なく搾乳して飲ませたり、ミルクに切り替えることがあります。

●原　因

　母乳は児の出生後すぐに安定した量が出るわけではないので、母乳量が安定するまではミルクと混合になることがありますが、これが乳頭混乱の原因にもなっています。

直接授乳は哺乳瓶での哺乳とは違い、舌を器用に動かしながら母乳を押し出す必要があります。

母親の乳首の形状が吸い付きにくい場合も、乳頭混乱の原因となります。

◉対　策

まずは、母乳を先に飲ませましょう。お腹が空きすぎて反り返っておっぱいを嫌がる場合には、先にミルクを少し飲ませてみましょう。落ち着いたら母乳に変えてみる、うとうとしてきたらそっと口に入れてみるなど、徐々におっぱいに慣れてもらいましょう。乳首を刺激して母乳が出やすくなれば、すんなり飲んでくれることもあります。

母乳育児を行うとき、生後すぐに吸ってくれる児もいれば、直接吸えるようになるまでに半年以上かかる児もいます。母乳育児は、母親と児の共同作業で、乳頭混乱の克服には根気が必要です。母乳外来などの長期的なサポートや母親を支援する家族への協力も不可欠です。

引用・参考文献

1) 水野克己ほか．母乳育児支援講座．改訂2版．東京，南山堂，2017，391p.
2) 立岡弓子．乳房ケアのエビデンス：母乳哺育と乳房トラブル予防対処法．愛知，日総研，2013，191p.
3) 岡園代ほか．NICU看護技術必修テキスト：基本手技と背景別看護のポイントがわかる．ネオネイタルケア秋季増刊．大阪，メディカ出版，2011，291p.

{ 赤ちゃんの日常のケア }

Point! 14 胃チューブの管理

福岡市立こども病院NICU、新生児集中ケア認定看護師　前　いずみ　まえ・いずみ

胃チューブの挿入の目的

①経口哺乳が不可能または不十分な場合の母乳やミルクの注入のため。

　吸啜反射は、胎児期の早い時期から起こりますが、ミルクを飲むときの吸啜とは異なり、non-nutritive sucking（栄養と関係のない吸啜）と呼ばれています。嚥下反射は、吸啜の後に、咽頭蓋が気管を塞ぎ、食道の方にだけミルクを送りこむ反射で、在胎32〜34週に確立するといわれています。そのため、在胎34週未満の児は、呼吸・吸啜・嚥下の協調運動が未熟なため、ミルクが気管内に誤飲する可能性が高く、経口哺乳が困難なため、胃チューブによるミルクや薬の注入が必要です。また、先天性奇形・先天性心疾患などが原因で経口哺乳が困難な場合にも、胃チューブが必要となります。

②残乳量や性状を観察することで、消化状態の評価ができるため。

　新生児はホルモンの影響や生理的な呑気症、消化管の運動が不十分であるため、胃内容物が残存しやすいです。そのため、ミルクが消化できているか評価するために胃チューブが必要です。

③与薬のため。

　内服薬をミルクに混ぜて飲ませると、ミルクを嫌がり飲まなくなってしまう可能性があるため、内服薬はミルクに混ぜずに飲ませます。しかし、味や形状により、嫌がって飲まなかったり、誤嚥や嘔吐の可能性があるため、確実な薬効が得られるように胃チューブから注入します。

④消化液や空気などを体外へ排出し、上部消化管の減圧を図るため。

　新生児の生理的な呑気症や、消化器外科疾患などにより、胃内に貯留している空気や消化液を胃チューブから排出し、嘔吐や呼吸状態悪化予防のために胃チューブが必要です。

⑤直接授乳にて栄養を全量摂取できていない場合に乳頭混乱をさけるため。

　直接授乳にて指示量を飲めない場合、瓶哺乳にてミルクをあたえると、乳頭混乱を起こし、母乳栄養の確立が困難になるといわれています。施設によっては、直接授乳が確立するまで、瓶哺乳を行わず胃チューブからミルクを注入することもあります。

準備物品

◉ **胃チューブ**

　胃チューブのサイズは次のように、体重に応じたものにします。ただし、使用目的に合わせてサイズアップを検討します。

3Fr	体重 1,000g 未満
4Fr	体重 1,000～2,000g
5Fr	体重 2,000～3,000g
6Fr	体重 3,000g 以上

◉ **2.5mL シリンジ**：外装を開けて取り出しやすいようにしておきます。

◉ **白湯**：胃チューブ先端を濡らし、潤滑をよくするために使います。

◉ **胃チューブ固定用のテープ**：赤ちゃんの固定部位のサイズに合わせて切っておきます。

◉ **リトマス紙（pH チェッカー）**：胃チューブが胃内に入ったことを確認するために使用します。酸性の胃液でリトマス紙が黄色に変色します。

◉ **聴診器**

◉ **油性ペン**

◉ **口鼻腔吸引に必要な物品**
　挿入操作により嘔吐が誘発され、誤嚥の可能性があるからです。

胃チューブ挿入の長さ

◉ **経鼻挿入**

　鼻腔から耳介を通って剣状突起までの長さです（図1）。

◉ **経口挿入**

　眉間から臍上までの長さです。

・挿入する長さが短いと誤嚥の原因となります。

・挿入する長さが長いと、胃チューブの先端で胃壁をつつき、胃壁を損傷する可能性があります。

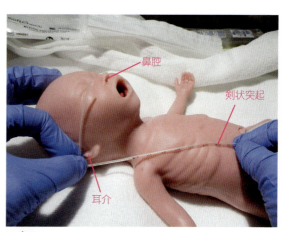

図1　鼻腔から耳介を通って剣状突起までの長さ

胃チューブ挿入の部位

　赤ちゃんは鼻呼吸を行っているため、原則として、経口挿入としています。しかし、週数が経過してくると吸啜が活発になり、舌でチューブがたわみやすくなったり、口腔内にチューブが挿入されていることによる不快感があったりします。また、経鼻挿入の方が胃チューブの計画外抜去が起こりにくく、経口哺乳の妨げにもならないため、経鼻挿入に変更します。

●**経鼻挿入にする場合（当院看護基準）**
・修正 35 週に達しているとき。
・経口哺乳（直接母乳含む）を開始しているとき。
・無呼吸発作がなく呼吸状態が安定しているとき。
・両方の鼻腔に閉鎖や狭窄がないとき。

胃チューブ挿入方法

　苦痛を伴う処置のため「痛みケア」に配慮します。
①胃チューブの挿入長を決定し、油性マジックでマーキングします。
②赤ちゃんを仰臥位とし、頭が後屈し過ぎない体位をとります。
・安全確保と痛みケアのため、当院では、基本的には看護師 2 名で行います。1 人は頭を動かさないように両手で包み込み、ホールディングを行い、もう 1 人は胃チューブを挿入します。
・頭を後屈し過ぎると、胃チューブが気管に誤挿入されやすくなるので、姿勢に留意します。
・動きが激しく、安全が保てない場合は、バスタオルでくるむと、赤ちゃんの手が出てこないため、挿入の妨げになりません。
③潤滑と胃チューブをやわらかくする目的で、胃チューブの先端（5cm 程度）を白湯にひたし濡らします。
④頭部をしっかりと固定し、口または鼻から、マーキングの位置まで胃チューブを挿入します。
　鼻粘膜保護のため、経鼻挿入時のチューブ交換の場合は、前回と反対の鼻の穴へ挿入し

ます。赤ちゃんが嫌がって泣き方がひどく、顔色が悪い、咳き込みがひどいなどのときは、食道ではなく、気管支に誤挿入している場合があるため、直ちに挿入を中止し、いったん胃チューブを抜いて、落ち着いてから入れます。胃に入りにくいときは、呼吸に合わせて（啼泣と啼泣の合間の息継ぎ）入れます。

⑤胃チューブにシリンジを接続し、挿入できているか確認します。

以下の複数の方法で挿入できているか確認します。

・口腔内でとぐろを巻いていないか。
・胃内容物は吸引できるか。
・pHチェッカーに胃液を垂らし、黄色に変色するか。
・気泡音が聴取できるか（聴診器を、右下肺野・左下肺野・心窩部に当て、注射器でチューブ内に1〜2mL程度空気を一気に入れ、音を確認します。胃内に入っている場合は、心窩部で一番大きく「ギュー」っと音がします。入れた空気は引いて回収します）。

⑥固定テープで胃チューブをしっかりと固定します。必要に応じ、2カ所をテープで固定します。

以上を、フローチャートに沿って看護師2名で確認します。確認できない場合はX線で位置確認をします。被曝などにも考慮する必要があるため、X線撮影は状況に応じて行います。医薬品医療機器総合機構（Pharmaceuticals and Medical Devices Agency：PMDA）では、複数の方法で確認することが望ましいとしています。

図2に当院の胃チューブの位置確認フローチャートを示します。

胃チューブの固定方法

胃チューブの固定がずれたり、剥がれかかっていたりすると、体動などにより胃チューブが抜けてしまうことがあります。また、ミルク注入中に胃チューブが抜けてしまうと、誤嚥などの重大な事故につながりますので、胃チューブの固定は重要です。以下に、当院における固定方法を示します。

固定テープの選択

・「3M™ マルチポア™ ドライサージカルテープ」1.25cm幅のものを使用します。
・挿管患児の場合は、胃チューブを挿管チューブに固定するため、剥がしやすいように、粘着力が弱い「3M™ マイクロポア™ サージカルテープ」1.25cm幅を使用します。

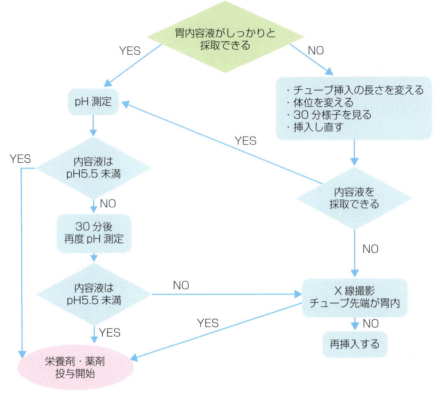

図2 胃チューブ挿入：位置確認フローチャート

◉経鼻挿入時の固定

鼻腔辺縁の粘膜の損傷予防のため、鼻翼が引っ張られないように固定します（図3）。

◉経口挿入時の固定

口唇に触れないように固定します（図4）。口角での固定はチューブ浮きの原因となるため、口唇真下で固定します。

口唇真下で固定することにより、吸啜反射（舌の動き）の妨げになりやすいですが、胃チューブの浮きが原因の抜去は防げます。修正週数や活気などによって赤ちゃんに合った固定を選択します。

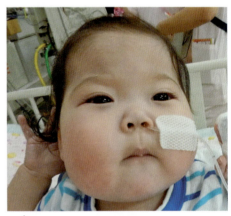

図3 経鼻挿入時の固定
（写真は家族の許可を得て掲載）

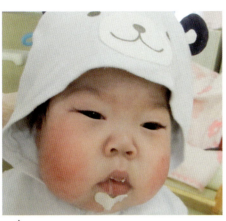

図4 経口挿入時の固定
（写真は家族の許可を得て掲載）

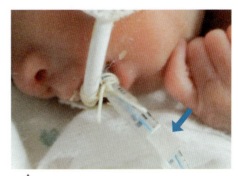

図5 気管挿管時の固定

気管挿管時の固定

気管挿管をしている場合には、胃チューブと気管チューブを重ねてテープで固定します（図5）。胃チューブの固定テープによる皮膚損傷の予防のためです。

胃チューブ・気管チューブ固定の長さが分かるように、長さの書いてあるメモリが見えるように貼付し固定します。

Q. 胃チューブ抜去予防の対策は何ですか？

A. 固定方法の工夫をします。

①胃チューブとテープの接着面積を広くするために、オメガ止めでテープを固定します（図6 ⓐ、ⓑ）。

②鼻腔辺縁と固定テープが離れていると、指を入れて自己抜去する可能性があるため、鼻腔辺縁とテープ間を開けないように固定します（図7）。

③評価を行い、ミトンが必要と判断した場合には、「抑制」であることもふまえ、以下に注意しましょう。

※抜去予防のためミトンを使用する場合があるかもしれませんが、安易に使用することがないようにします。

ミトン使用時の観察項目は、手指の皮膚色・熱感・圧痕・皮膚損傷・運動障害です。2〜3時間ごとにミトンを外し、手・指の観察を行います。

ミトン着用は手の動きの妨げになるので、入眠中や面会中は外すなど、必要最小

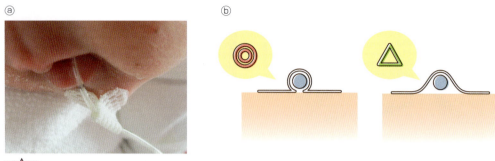

図6 オメガ止め

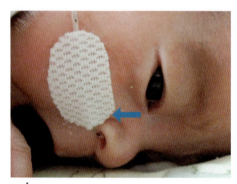

図7 鼻腔辺縁とテープ間を開けないように固定（写真は家族の許可を得て掲載）

限の使用とします。

Q. 胃チューブ管理中の注意点として、どのようなことがありますか？

A. 次の5つの点に注意してください。

①胃チューブ交換は、感染の観点から1回／週とします。

②胃チューブを挿入または入れ替えをしたときは、チューブの蓋の部分や、カルテに交換日を記入し、胃チューブ交換日が分かるようにします。

③X線撮影時は胃チューブ先端位置を確認し、医師の指示のもと挿入長を調整します。

④ミルクを飲んだ後は、挿入操作の刺激で吐きやすく、誤嚥の可能性があるため、胃チューブの挿入は、ミルク後2時間は避けて空腹時に行います。

⑤減圧目的での胃チューブは、通常より1サイズ太いチューブを選択します。

第2章：赤ちゃんのケアの実際・まず押さえたい20のポイント

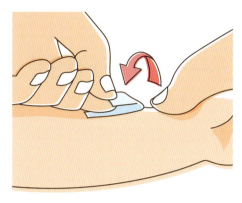

図8　テープを剥がすときのポイント

⑥胃チューブ抜去の時期は、減圧が必要でなくなったときや全量経口哺乳できているときなどに評価して決定します。

Q. 胃チューブ固定による皮膚損傷を予防するためには、どうしたらよいですか？

A. 次の4つの点に注意してください。

①赤ちゃんに合ったテープの種類・大きさを選択します。

②テープに切り込みを入れます。切り込みが鼻腔や口唇と逆側になるように貼付し、切り込みの間からチューブを出します。

③テープ除去時には、剥離剤を使用したり、皮膚が伸びないように片手で皮膚を押さえ、テープを折り返すようにゆっくり剥がすなどの工夫をします（図8）。皮膚を押さえることで痛みのケアの緩和にもつながります。

④テープの貼り替え時は、同一部位を避けて固定テープを貼ります。

引用・参考文献

1) 仁志田博司. 新生児学入門. 第4版. 東京, 医学書院, 2012, 439p.
2) 平野慎也ほか. 新生児ケアまるわかりBOOK. Neonatal Care 秋季増刊. 大阪, メディカ出版, 2017, 224p.
3) 伊達尚美. 消化管チューブ. こどもと家族のケア. 6・7月号, 2018, 36-43.

{赤ちゃんの日常のケア}

Point! 15

十二指腸チューブ（EDチューブ）の管理

神奈川県立こども医療センター新生児科　**下風朋章**　しもかぜ・ともゆき

十二指腸チューブによる管理

●そもそも胃と十二指腸の役割は？

　胃は、栄養を胃液と混和して少しずつ十二指腸に送り出します。食道と胃の境界には噴門があり、胃食道逆流を防止しています。胃と十二指腸の境界には幽門があり、胃内容の十二指腸への排出を調整しています。

　十二指腸では、膵液と胆汁が加わり、消化が前進します。また、胃内は酸性ですが、十二指腸では中和され、中性になります。

●胃チューブと何が違うのか

　栄養を注入するために、経口あるいは経鼻的に消化管に挿入されている点では共通しています。胃チューブの先端は胃に位置しています。十二指腸チューブの先端は十二指腸に位置し、幽門部を越えていることが特徴です。

●なぜ十二指腸チューブが必要なのか

　日本では、7割が胃食道逆流を予防し、呼吸障害を改善する目的で留置されます[1]。その他、経腸栄養を進める目的で使用されます。NICUでは、超早産、低酸素性虚血性脳症、先天性横隔膜ヘルニアの児で必要なことが多いです。

　ここで「あれ？」と思いませんか。上述の胃と十二指腸の役割で、「食道と胃に逆流を防ぐ噴門がある」と矛盾します。消化機能低下（早産や脳症）や解剖学的構造異常（横隔膜ヘルニア）が見られる場合、噴門のみでは胃食道逆流は抑えられず、「その先」の十二指腸へ注入することによって胃食道逆流予防が可能になります。

Q. 十二指腸チューブの科学的な根拠はありますか？

A. 呼吸障害に対する有効性が報告されていますが、効果の見極めは重要です。

　日本では、主に呼吸障害に対して各施設から有効性が報告されています[1]。臨床

試験を網羅的に分析するコクランのシステマティック・レビューでは、早産児での慢性肺疾患に関する質の高い報告は見つからないと報告しています[2]。誤嚥性肺炎に関しては、明らかな有効性は示されていません。また、経腸栄養の確立や体重増加に関しても明らかな有効性は示されていません。これらの結果が示すのは、早産児全員に留置するべきではなく、効果の見極めが重要だということです。筆者らの施設では、人工呼吸管理中に呼吸状態の悪化傾向を認めた超早産児に十二指腸チューブを留置することで、酸素化の悪化傾向を止める作用が見られました。ただし、劇的に酸素化を改善させる効果はありませんでした（論文「Acute effect of transpyloric feeding tube for chronic lung disease in preterm infants」投稿中）。

Q. 十二指腸チューブはどのように挿入しますか？

A. NICUではベッドサイドで胃チューブと同様に挿入されることがほとんどです。

　成人では、X線や内視鏡によって挿入されることが多いです。NICUでは、特に早産児に対しては、ベッドサイドで胃チューブと同様に挿入されることがほとんどです。胃内に先端を留置し、蠕動運動によって自然に十二指腸に移動を待つ方法もあります。この場合には、胃内でのある程度のゆるみが必要です。胃内でのチューブの回転方向（反時計回転）や蠕動が弱い場合には、自然に移動しにくいです。また、ベッドサイドでの挿入がむずかしく、X線下での挿入が必要なこともあります。

Q. 十二指腸チューブの挿入確認はどうしたらよいですか？

A. エコーやX線で先端を確認します。

　基本は、エコーやX線で先端を確認します。胃チューブでは、空気を入れて聴診することに加え、胃液吸引や吸引物のpHチェック（酸性の確認）も行われています。しかし、十二指腸チューブでは、十二指腸内容液が少ないので陰圧で逆流させて確認するのは困難で、無理に吸引すると十二指腸粘膜を傷める可能性もあります。CO_2ディテクターで気管への誤挿入を検知する方法（気管内では呼吸によるCO_2が検知される）もありますが、気管への挿入の有無しか分かりません。

Q. 適切な先端はどこですか？

A. 幽門をわずかに越えた球部を目標にしています。

　　質の高い根拠はありませんが、十二指腸下降脚や下水平部に留置されることが多いです[1]。筆者らの施設では、幽門をわずかに越えた球部を目標にしています（図1）。
　　水平部を目標にすると、蠕動により空腸へ進むことがあり、空腸からチューブを引き抜く際には、腸重積のリスクがあります[3]。

Q. 十二指腸チューブの固定で注意するべきことは？

A. 目盛りがないため、固定するときに目印をつけて確認する必要があります。

　　一般に十二指腸チューブは胃チューブに比べて長く、詳細な目盛りがありません。イレウス管の用途として、小腸にも留置可能なためです（新生児で使用されることのあるKangaroo™ニューエンテラル　フィーディングチューブは、5Fr・120cmです。より短い十二指腸留置専用のチューブが望まれます）。そこで固定の際には、適切な挿入部位で目印をつけて確認する必要があります。胃チューブに

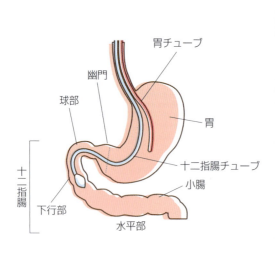 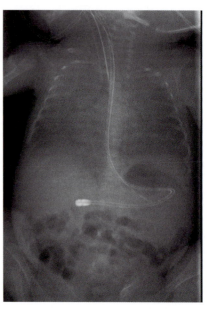

図1　十二指腸チューブ先端の適切な位置
幽門をわずかに越えた球部に留置する。

比べると、十二指腸チューブの挿入は簡単ではなく侵襲的なので、計画外抜管を防ぐ工夫が必要です。特に、胃チューブと一緒に固定して胃管とともに抜けてしまうことは避けたいです。

Q. 十二指腸チューブ留置後に合併症として注意するべき点は？

A. 食道・胃・十二指腸穿孔や超早産児では劇症型の壊死性腸炎発症に注意します。

挿入操作に伴う食道・胃・十二指腸穿孔の報告があります[4]。超早産児では、比較的全身状態の安定している慢性期に挿入し、数時間以降に劇症型の壊死性腸炎を発症したという報告があります[5]。

十二指腸への栄養の注入は、胃内への注入に比べて非生理的であるため、消化吸収への影響も考慮する必要があります。下痢や胆汁うっ滞、milk curd 症候群、便の性状にも注意しましょう[6]。

また、胃酸は細菌の増殖を防いでいることから、感染のリスクが上がる可能性が理論上ありますが、現在そのような研究は見当たりません。

Q. なぜ定期的な水通しが必要ですか？

A. 閉塞予防および閉塞していないことの確認のために行います。

十二指腸チューブの先端は挿入のために「重り」があり、先端に開口していないのが一般的です。開口は側面が多く、なおかつ、細く長いこともあり閉塞しやすいです。そのため、定期的に白湯や生理食塩液で通水し、閉塞予防および確認が必要です。通水する量や間隔に決まったものはありません。閉塞しやすさと水分投与量のバランスで決定します。

Q. 十二指腸チューブを入れたのになぜ胃チューブを抜かないのですか？

A. 胃チューブは胃内容の排液や脱気に用いられます。

胃チューブと十二指腸チューブいずれも、栄養を注入する目的で使用されます。十二指腸チューブは基本的に、栄養注入の目的だけです。胃チューブは、胃内容の排液や脱気に用いられます。NICU の実情として、ほとんどの超早産児に内服薬（特

に散剤）が使用されており、十二指腸チューブからの内服薬の投与は、禁忌ではないものの、チューブ閉塞のリスクを高めます。また、胃内容の量や性状によって消化の状態を確認するため、胃チューブと十二指腸チューブの両方が必要なのかもしれません。

Q. 胃チューブと違って時間をかけて注入するのはなぜですか？

A. <mark>血糖の急上昇と低血糖の危険を防ぐためです。</mark>

　胃は母乳やミルクを貯めて、ゆっくりと小腸へ蠕動するリザーバーの役割があります。十二指腸チューブによって十二指腸に直接かつ急に栄養が流れ込むと、血糖の急上昇と、それに引き続く大量のインスリンの作用により、低血糖を起こす可能性があります。従って、持続的に（あるいは、持続に近い時間で）注入します。

Q. 閉塞してしまいましたが、どうしたらいいですか？

A. <mark>閉塞が疑わしい場合、入れ替えが推奨されています。</mark>

　十二指腸チューブの添付文書では、「フラッシュ操作の際、操作中に抵抗が感じられる場合は操作を中止すること」「また"チューブに詰まりが生じたときは抜去すること」「詰まりを取るためのガイドワイヤの再挿入は、絶対に行わないこと」「小児に用いる細いチューブで閉塞した場合は、フラッシュ操作は行わず、チューブを抜去すること」と記載されています。原則的には、閉塞が疑わしければ入れ替えが推奨されています。

　先端に開口していない十二指腸チューブの構造上、ガイドワイヤを通しても必ずしも開通しません。

Q. しばしば、ポートとチューブの接続部に亀裂が入ります。なぜでしょうか？

A. <mark>ポートとチューブの境目を折って閉鎖する習慣が原因でしょう。</mark>

　シリンジ接続のたびにポートとチューブの境目を折って閉鎖する習慣が原因と考えられます（図2）。閉鎖させる医学的な理由はありません（十二指腸内への空気の

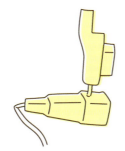

図2 ポートとチューブの接続部の亀裂

混入は問題なく、折らなくても大量に空気が入ることはないです。内容の逆流があるなら自然に流出を観察するほうがよいです）。

むしろ、留置困難な児では、チューブの損傷により入れ替えを要することのデメリットの方が大きいです。

Q. 十二指腸チューブを留置後、胃チューブから胆汁が引けます。緊急事態でしょうか？

A. 胆汁が胃内へ逆流しやすくなるため、必ずしも異常とはいえません。

新生児（および小児）では胆汁性の胃内容物は、何らかの外科的腹部疾患を示唆するものの、幽門を十二指腸チューブが通過することで、胆汁が胃内へ逆流しやすくなり、必ずしも異常とはいえません。十二指腸チューブ留置に伴う胃内の胆汁は透明で淡い緑色のことが多いです。しかし、注意するべき胆汁との明確な区別はむずかしく、嘔吐や腹部膨満、腹壁の色の観察は重要です。

また、胃チューブから吸引された胆汁は、理論上、十二指腸チューブから戻すのが正しいですが、施設ごとの方針の確認が必要です。通常の胃チューブからの栄養で、胃内容を戻すかどうか、成人分野でも明確な根拠は確立されていません[7]。

Q. いつまで留置しますか？

A. 「症状が改善するまで」ですが、科学的根拠はありません。

一般的には、「症状が改善するまで」と考えられますが、中止に関しても科学的根拠がないのが実際です。気管挿管から離脱すると誤嚥性肺炎は減るので、目安とし

て、離脱後が挙げられます。十二指腸内へ直接、栄養を注入することで、胃の成長（胃が膨らまない）やインスリン分泌（経口哺乳のような生理的なインスリン分泌リズムはなくなる）などの長期的な影響は分かっていないことは、念頭に置くべきです。

ちなみに、チューブの添付文書では、「留置期間は 2 週間以内とし、2 週間以上使用するときは、新品と交換すること。［個人差によりチューブ先端が膨潤し、抜去する際に鼻腔を傷つける恐れがあるため］」と記載されています。

これが、状態の不安定な超早産や重症横隔膜ヘルニアの児の実情と合致するのかは疑問ですが、知っておきたい事実です。

先程の閉塞に関することと同様に、添付文書に記載されている事項を完全に遵守するならば、留置しない方がよいと思える内容ですが、リスクとベネフィットをよく考慮した上で行う治療の一つであることを、改めて認識しておきましょう。こうした背景を含めて家族への説明が重要です。

Q. ところで、ED チューブの ED とは何ですか？

A. 成分栄養（Elementary Diet）を示しています。

Elementary Diet を示す ED です。米国国立医学図書館が提供する、医学文献データベース PubMed で検索すると、日本人著者の 1 文献のみ該当します[8]。ED チューブは和製英語のようです。

引用・参考文献

1) 田中真也ほか. 新生児慢性肺疾患に対する経十二指腸チューブ栄養法の全国アンケート調査. 近畿新生児研究会会誌. (17), 2008, 46-50.
2) Watson, J. et al. Transpyloric versus gastric tube feeding for preterm infants. Cochrane Database Syst. Rev. 2013, CD003487.
3) 喜多島京子ほか. 十二指腸チューブ留置後に腸重積を認めた超低出生体重児の 1 例. 日本周産期・新生児医学会雑誌. 44 (2), 2008, 592.
4) 今井崇史ほか. 十二指腸チューブによる消化管穿孔を起こした超低出生体重児の 3 例. 日本周産期・新生児医学会雑誌. 47 (2), 2011, 556.
5) 橋本晋太朗ほか. 経十二指腸チューブ留置が壊死性腸炎発症の原因と考えられた超低出生体重児の 1 例. 日本周産期・新生児医学会雑誌. 54 (2), 2018, 496.
6) 新関昌枝ほか. Milk curd syndrome 関連の腸管合併症を来した早産低出生体重児 6 例. 日本未熟児新生児学会雑誌. 26 (1), 2014, 124-30.
7) Juvé-Udina, ME. et al. To return or to discard? Randomised trial on gastric residual volume management. Intensive Crit. Care Nurs. 25 (5), 2009, 258-67.
8) Wada, T. et al. Successful management of anastomotic leakage and lung fistula after esophagectomy. Ann. Thorac. Surg. 97 (3), 2014, 1071-3.

{赤ちゃんの日常のケア}

Point! 16 排泄ケア（オムツ交換・浣腸）

さいたま市立病院周産期母子医療センターGCU、新生児集中ケア認定看護師 **久保田 藍** くぼた・あい

オムツ交換

　オムツ交換の目的は、排泄物で汚染された陰部や殿部を清潔に保ち、肛門周囲皮膚炎を予防することと、児の不快感を除去することです。また、排泄状況（量・性状・におい）を確認し、水分出納を把握する目的もあります。

Q. オムツ交換時にはどんなことに気をつけたらいいですか？

A. スタンダードプリコーションに準じて行い、皮膚をこすらないように注意します。

　排泄物には感染性があるため、スタンダードプリコーションを行う必要があります。また、新生児は皮膚が脆弱なため、オムツ内の湿潤環境や便による化学的刺激、拭き取りや洗浄による機械的刺激によって容易に肛門周囲皮膚炎が発生します。排泄物はつまんで取る、または押さえ拭きし、皮膚をこすらないようにすることが大切です。

　オムツ交換は日常的に行われているケアの中でも、児にとってストレスが大きいケアの一つともいわれています。だからこそ、ケアのタイミングを見極め、ストレスを最小限にしたケアを提供する必要があります。

●**オムツ交換の基本的な流れ（閉鎖型保育器内で行う場合）**

①手洗いと擦式アルコール製剤で手指消毒を行います。
②必要物品を用意します（図1）。ビニール袋は児の足元に口を開けて準備します。
③オムツ交換のタイミングを見極めます。バイタルサインが安定し、State2〜4のタイミングで実施します。深睡眠を妨げないよう、State1のときは避け、State5〜6のときは抱っこやホールディングなどで児が安定してから行います（図2）。擦式アルコール製剤で手指消毒を行い、手袋を装着します。児に優しく声を掛け、そっと身体に触れ、児を仰向けにします（疾患や症状によっては腹臥位のままでの交換になることもあります）。
④児を仰向けにしたら、上肢の屈曲位が保持できるように、介助者がホールディングを行

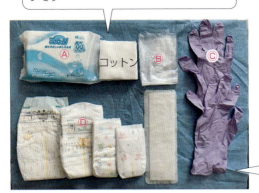

皮膚がより脆弱な早産児のおしり拭きには、コットンなどの柔らかい素材のものが望ましいです

＜必要物品＞
Ⓐ市販のおしり拭き、または微温湯で湿らせたコットン（人肌程度に温めておく）
Ⓑビニール袋（尿量測定を行う場合は2枚準備する）
Ⓒディスポーザブル手袋
Ⓓオムツ（児の体重に見合った大きさのもの）

下肢の動きや良肢位を妨げないように適切なサイズのオムツを選択しましょう

図1 オムツ交換　必要物品

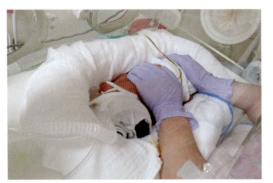

図2 ホールディング（写真は家族の許可を得て掲載）

います。1人でオムツ交換を行う場合は、ポジショニング用具やリネンで包み込みをするなどして、上肢の屈曲位を保持し、手が口元に近づくようにします（図3）。オムツ交換の際に、足元のポジショニング用具を緩めると下肢の伸展などのストレスサインが出現しやすくなります。できる限り、ポジショニングは継続したまま行います。ポジショニング用具を緩める必要がある場合は、手のひら全体で下肢を包み込みながら行います（図4）。

⑤左手で下肢を包み込みながら、マットレスを押し込むようにして新しいオムツを殿部の下に敷き込みます（図5）。股関節脱臼の恐れがあるため、下肢を引っ張って殿部を持ち上げないようにしましょう。また、殿部を高く持ち上げると、腹部を圧迫する恐れがあります。

第2章：赤ちゃんのケアの実際・まず押さえたい20のポイント

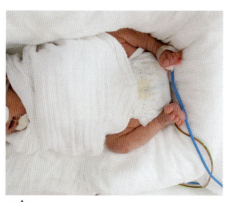

図3 リネンによる上肢の包み込み

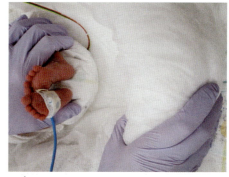

図4 手のひら全体での下肢の包み込み

下肢全体を包み込みながら行うと、下肢の伸展や驚愕反応などのストレス反応を抑えられます

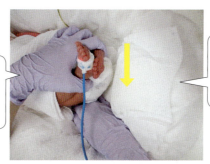

殿部の挙上は最小限にして、マットレスを押し込みながら新しいオムツを敷きます

図5 マットレスを押し込みながらオムツを敷く

2章 〔赤ちゃんの日常のケア〕 ⑯ 排泄ケア（オムツ交換・浣腸）

⑥装着しているオムツのテープを外し、排泄物の量や性状を確認します。外したテープが児に貼りつかないように折り曲げておきます。下肢が排泄物に触れないように左手で支え、陰部や殿部の汚れをやさしく拭き取ります（図6）。また、皮膚の状況も観察します。

⑦汚れたオムツを丸めながら取り除き、ビニール袋に入れます（尿量測定が必要な場合は、おしり拭きとオムツを別々のビニール袋に入れます）。左手で新しいオムツを軽く当てます。保育器の足元で手袋を外し、おしり拭きと同じビニール袋に入れます。保育器の手入れ窓を肘で閉め（図7）、擦式アルコール製

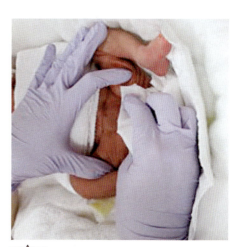

図6 陰部や殿部の拭き取り

※男児は陰茎・陰嚢の裏側にも便が付着しやすいので丁寧に拭きます。女児は尿道口・腟の感染を防ぐため、前から後ろに向かって拭きます。ひと拭きごとに面を変えて拭きます。

剤で手指消毒を行い、手袋を装着します。
⑧腹部を圧迫しないよう、指が1～2本入る程度のゆとりを持ってオムツのテープを留めます。新生児は腹式呼吸のため、呼吸運動を妨げないようにします。オムツのギャザーが内側に入り込んでいると漏れの原因になるため、外側に出るように整えます。また、臍カテーテル挿入中や臍帯が脱落していない場合は、臍輪部を出した状態でオムツを装着しましょう（図8）。
⑨児の体位を整え、Stateが安定するまでホールディングや包み込みを行います。
⑩保育器の足元の手入れ窓からビニール袋を取り出し、オムツを計測してビニール袋を破棄します。手袋を外し、手指衛生（手洗い・擦式アルコール製剤の使用）を行います。

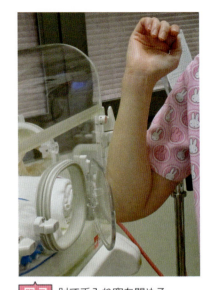

図7 肘で手入れ窓を閉める

排泄物で汚染された可能性がある手袋のまま新しいオムツや衣類を整えると、排泄物が伝播する恐れがあります。

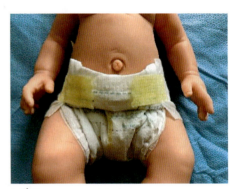

図8 臍輪部を出した状態

浣腸

グリセリン浣腸は、グリセリン液によって直腸や結腸で固形化した便を軟らかくし、排便を促します。また、腸管壁を刺激して、腸蠕動運動を促し、下部消化管の減圧や消化を促進する効果もあります。

新生児はミルクと同時に多量の空気を飲み込みやすく、また、腸の蠕動運動が不規則で、全体的な協調運動も悪いため、容易に腸管の拡張や腹部膨満を来しやすくなっています。新生児の呼吸は、横隔膜の上下運動によって行われる腹式呼吸が主であるため、腹部膨満によって呼吸運動が妨げられてしまいます。また、経鼻式持続的気道陽圧法（nasal continuous positive airway pressure；nasal CPAP）は、消化管への空気の流入があるため、腹部膨満をさらに増強させる因子ともなります。これらのことから、浣腸は呼吸状態の悪化を防ぐためにも重要なケアとなります。

Q. 浣腸をするときに注意することはどんなことですか？

A. ストレスや苦痛を伴うケアなので、腸管損傷や循環動態の変動を招かないよう注意します。

　浣腸は日常的に行われているケアですが、児にとっては大きなストレスや苦痛を伴うケアです。また、正しい方法で行わないと腸管損傷や、循環動態の変動を招く恐れがあります。特に、在胎週数が浅く、血圧の変動により脳室内出血のリスクが高い児に浣腸を行う際は、ケア前からケア後のバイタルサインの変化や、ストレスサインの有無を十分に観察する必要があります。

●浣腸の必要性とタイミングをアセスメントしましょう

　ルチーンでケアを行うのでなく、基礎疾患の有無、在胎週数、体重、日齢、腹部症状や排便状況（排便回数、量、性状、腹部膨満や緊満の有無、腸蠕動音、消化状況、腹部の色調）、X線所見などから浣腸の必要性を十分にアセスメントしましょう。また、浣腸は、迷走神経を刺激し、嘔吐を誘発する恐れがあるため、必ず授乳前に実施しましょう。

●カテーテルは適切なサイズを選択し、挿入の長さに注意しましょう

　カテーテルが太すぎると、カテーテル挿入時の不快感や痛みが増し、直腸粘膜を損傷しやすくなります。児の体重に合ったサイズのカテーテルを選択しましょう（表）。

　カテーテルの挿入の長さは体重1kgにつき1cmを目安とします。深すぎると直腸粘膜やS状結腸を損傷する恐れがあり、浅すぎると直腸に浣腸液が届かず浣腸液のみが排泄されてしまいます。正期産児であれば3～4cm前後、500g未満の超低出生体重児の場合は、浣腸液が漏れないように0.5cm以上は挿入する[1]ようにしましょう。

　また、カテーテルによって、先端の形状や孔の数と位置が異なります。カテーテル挿入に伴う苦痛を考え、カテーテル先端に丸みがあり、軟らかい素材のものを選びましょう。

●浣腸液の温度は適切ですか？

　浣腸液は37～40℃に温めます。高温だと粘膜の損傷を起こし、低温すぎると悪寒や血圧上昇を起こすことがある[2]ため、注意が必要です。浣腸液の温め方は、湯せんや浣腸専用の加温器で温めるなどの方法があります。

 浣腸に用いるカテーテルのサイズの目安

体重	カテーテルサイズ
1,000g以下	4～6Fr
1,000g以上	6～8Fr
2,000g以上	8Fr～

筆者が自施設の現状もふまえて他施設にもヒアリングし、目安としてまとめた。

◉浣腸の実際

①手洗いと擦式アルコール製剤で手指消毒を行います。
②必要物品を用意します（図9）。
③浣腸のタイミングを見極めます（オムツ交換の流れ③〜④と同様）。
④オムツを開き左手で両下肢を支え、右手でカテーテルを挿入し（図10）、ゆっくり浣腸液を注入します。
⑤カテーテルを抜去し、オムツを閉じます。
⑥オムツ交換⑥〜⑩と同様にします。

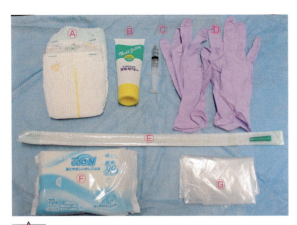

＜必要物品＞
Ⓐオムツ（児の体重に見合った大きさのもの）
Ⓑ潤滑剤
Ⓒ浣腸液の入ったシリンジ
Ⓓディスポーザブル手袋
Ⓔネラトンカテーテル
Ⓕおしり拭き（人肌程度に温めておく）
Ⓖビニール袋

図9 浣腸 必要物品

カテーテル挿入から浣腸液注入時は、最もバイタルサインの変化が起こりやすいため、バイタルサインの変化、ストレスサインの有無を観察しながら、5〜10秒かけてゆっくり注入します。急速に注入すると、強く圧がかかり、腸管を損傷する恐れがあります

包み込みやホールディング、非栄養学的吸啜（おしゃぶり）などを行いながら、苦痛を緩和できるようにします

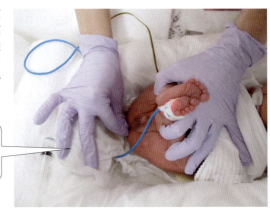

図10 ネラトンカテーテルの挿入

> **メモ** ストレスを最小限にしたケアの提供を
>
> 　オムツ交換や浣腸は、NICU で日常的に行われているケアであり、児にとってストレスや苦痛を伴うケアとなります。繰り返し受けるストレスや痛みは、児の長期的な発達に悪影響を及ぼす可能性がある[3]ため、児の睡眠を妨げず、ストレスを最小限にしたケアを提供する必要があります。
>
> 　ケアに対する児の反応をよく観察し、どのようなサポートによって児のストレスを軽減できるかを、家族と共有していくことが大切です。そして、家族と一緒にケアを行うことで、児のストレスが緩和され、家族の児への理解を助け、家族役割を発揮することにつながっていきます。

引用・参考文献

1) 近藤美和子．"浣腸"．看護実践のための根拠がわかる小児看護技術．添田啓子ほか編．東京，メヂカルフレンド社，2016，194-9．
2) 本田憲胤．"痛みの緩和ケア"．標準ディベロップメンタルケア．日本ディベロップメンタルケア（DC）研究会編．大阪，メディカ出版，2018，286-99．
3) 横尾京江．新生児ベーシックケア：家族中心のケア理念をもとに．東京，医学書院，2011，134-5．
4) 栗原通子．"オムツ交換時の注意点を教えてください"．新生児感染管理なるほどQ&A．大城誠編．Neonatal Care 秋季増刊．大阪，メディカ出版，2014，163-8．
5) 松井典子．"ブジー・浣腸"．生理を知れば看護が見える新生児ケアまるわかりBOOK．平野慎也ほか編．Neonatal Care 秋季増刊．大阪，メディカ出版，2017，104-9．
6) 松井典子．"オムツ交換"．前掲書6．110-4．
7) 山崎紀江．"起こってしまったらどうする？肛門周囲皮膚炎"．新生児の皮膚ケアハンドブック．八田恵利編．大阪，メディカ出版，2013，102-7．
8) 堀口珠里．オムツ交換．新生児看護の"ワザ"と"コツ"たまご編．Neonatal Care．29（4），2016，310-4．
9) 橋谷順子．肛門刺激・ガス抜き・浣腸．前掲書8．325-30．

{赤ちゃんの日常のケア}

Point! 17 抱っこ、あやし（ホールディング）

横浜労災病院NICU病棟、新生児集中ケア認定看護師　**小堤恵梨**　こづつみ・えり

はじめに

　皆さんがNICUにいる赤ちゃんたちを抱っこしたり、あやしたりするのはどのようなときでしょう。啼泣が出現したときが主になると思います。では、なぜ赤ちゃんは啼泣するのでしょうか。

　赤ちゃんは、オムツが汚れて気持ちが悪い、空腹、痛い、眠い、お腹が苦しい、暑い・寒いなど、不快を感じたときに啼泣することが多いと思います。啼泣する時、それらを緩和する行為が「抱っこ」や「あやし」になります。では、抱っこやあやしのケアを行えばすぐに赤ちゃんは泣き止むのでしょうか。抱っこやあやしを行っているのに泣き止まない、先輩が抱っこしたりあやすと泣き止むのはどうしてだろう、という経験をした人も中にはいるのではないでしょうか。

　そこで、先輩が抱っこやあやしのケアを行う際、どこに気をつけているかを紹介していきたいと思います。

Q. 早産児の赤ちゃんが泣き止みません。どうしたらいいですか？

A. 赤ちゃんに合わせたタッチとあやしを行いましょう。

　　早産児といっても週数によって発達度合いが違います。胎児・新生児の感覚系（触覚、味覚、嗅覚、聴覚）は胎齢20～24週ごろには機能し始め、それとともに脳も発達・成熟していきます[1]。全身の感覚器官は17週ごろまでに発達し、新生児、特に未熟な状態で生まれた赤ちゃんは脳の発達が急速で感受性が高く、外からの影響を強く受けやすい[2]といわれています。

　　また、『NICUに入院している新生児の痛みのケア実践テキスト』[3]では、早産児は皮膚受容器で受容する刺激が有害か無害かの判断がむずかしいと考えられるとされています。「触られた感覚（タッチ）」と「痛みの感覚（ペイン）」を区別できるようになるのは、在胎35～37週といわれ、在胎35週以前の早産児では、タッチであってもペイン同様の神経活動電位が脳波上に観察され、同様のストレスを感じ

ているものと考えられています。

そして、Alsの共作用理論（synactive theory）によると、胎生32週ごろまでには注意・相互作用が発達し、自己で外界からの刺激に対する調整を行い自己鎮静ができるといわれています。

これらのことから、早産児にとっては、あやすためにタッチすることも一歩間違えるとストレスになる可能性があります。そのため、早産児にタッチするときは赤ちゃんの状態をよく観察しましょう。ストレス徴候を認めたときは、触れる圧力を変える、直接皮膚に触れることが刺激になるようであればタオル越しに触れるなど、赤ちゃんに合わせたタッチを行いましょう。

● 適切なあやし

あやしには、ポジショニング、ホールディング、抱っこ、カンガルーケア、非栄養的吸啜（おしゃぶり）〔non-nutritive sucking：NNS〕などがあり、これらを組み合わせてあやすことで赤ちゃんのストレスを軽減することができます。

しかし、赤ちゃんからのサインを無視してあやしても、あやしが赤ちゃんのストレスとなり啼泣し続ける可能性があります。赤ちゃんは、大人の読み取りと関わりの積み重ねの中で自分の状態を感じ取り、こういうふうに泣けば（反応すれば）こういった関わりを引き出すことができるということを、徐々につながりをもって体験していきます[4]。あやすにはまず、赤ちゃんが何にストレスを感じているのかを読み取ることが大切です。不快なところはないか、空腹ではないか、痛みを感じていないかなどのストレスの元をアセスメントし、赤ちゃんに合った適切なあやしを行いましょう。

● ホールディングのポイント

ホールディングは、保育器にいる早産児によく行うあやしの一つです。ホールディングは、時期によりポイントが変わります。安静期は、膝がお腹につくくらいに下肢を屈曲させ、足底と殿部を手のひらに密着させ、手のひらで下肢・骨盤を包み込みます。上肢も屈曲し、手のひらで上肢と肩を包み込みます（図1）[5]。

移行・成長期になると、自ら四肢・体幹の屈曲位をとれる赤ちゃんが多くなります。そのため、赤ちゃんの行動を妨げないように手を当てることで、さらに自己鎮静行動を促します（図2）[5]。

ホールディング時に覆う両手の力加減は、自身や他者の頰を両手で圧迫した際に心地よく感じる程度が適当です[5]。また、赤ちゃんを触るときは、手を温め愛情を

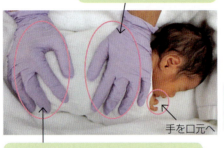
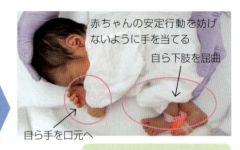

図1 安静期のホールディングのポイント（文献5を参考に作成、画像は家族の許可を得て掲載）

図2 移行・成長期のホールディングのポイント（文献5を参考に作成、画像は家族の許可を得て掲載）

込めて触りましょう。皮膚は露出した脳です。赤ちゃんは触られた場所からさまざまなことを感じ取ります。「何で泣き止まないんだろう」と焦ったり、「他の子のケアが残っているのに」と、赤ちゃんに集中していないことは手から伝わっていきます。

　泣いている赤ちゃんをあやすときは心にゆとりを持ち、赤ちゃんに集中できるような環境を整えることも大切です。そして、ホールディングを終えるときも気を抜かないようにします。手の温もりが消えることに気付く赤ちゃんもいます。パッと放すのではなく、ゆっくりと時間をかけて片手ずつ放してあげましょう。

●あやしを行う上でのポイント

　あやすときは無言で行うより、赤ちゃんに話し掛けることも有効です。聴覚は妊娠5週から反応し、妊娠23週ごろから明確になり、妊娠27週ごろまでには機能がよく発達しています[6]。胎内で聞いていた母親の声や母親の心音は、赤ちゃんに安定をもたらすといわれています。話し掛けるときも、「何で泣き止まないの？」と語り掛けるより、「どうしたのかな？　何が嫌かな？」と優しく語り掛けると自然と声のトーンも穏やかになり赤ちゃんも心地よく、あやしている自分も穏やかな気持ちになります。

　早産で生まれたり何らかの疾患を持っている赤ちゃんは、正期産の赤ちゃんに比べて自律系のバランスがとりにくかったり、手足の動きがスムーズではなく、反射

が誘発されやすいなど、自分で自分を安定化させることがむずかしいことがあります。

反射が誘発されやすくそれによって啼泣する場合は、シーツやバスタオルなどを用いて赤ちゃんを包み込んだり（swaddling）、反射が出た手や足を屈曲位に戻してあげるだけでも落ち着くことがあります。安定しにくい赤ちゃんへのあやしは、スタッフ間で情報共有し、個別性のあるケアをすることで、赤ちゃんが混乱することを防いであげましょう。

Q. 抱っこの仕方で赤ちゃんに変化はありますか？

A. 変化はあります。目的に合わせて使い分けましょう。

抱っこであやすとき、縦抱き（図3）、横抱き（図4）があります。これらの違いはあるのでしょうか？

井上と江守の報告によると、縦抱きではすぐに啼泣が収まり、同時に敏活な状態が持続することが観察され、横抱きは縦抱きに比べて啼泣が収まるのに時間がかかるが啼泣が収まった後、入眠する赤ちゃんが多かったと報告しています[7]。

敏活な状態のときには、外刺激に対する感受性や反応性がとても高く、赤ちゃん

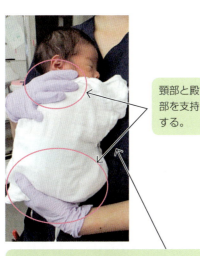

・赤ちゃんの前面を看護者に密着させる。
・看護者が後傾し、腹臥位に近い体位にする。

頸部と殿部を支持する。

図3 縦抱き（家族の許可を得て掲載）

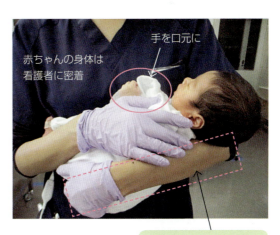

手を口元に
赤ちゃんの身体は看護者に密着
赤ちゃんの背中・殿部をしっかり支持する。

図4 横抱き（家族の許可を得て掲載）

に介入する時間を設けることで相互作用の能力が強化される[8]といわれています。そのため、縦抱き後は母親との交流が可能となり、母親は赤ちゃんに愛情を感じやすくなります。また、泣き止ませた後に眠らせてあげたいときには、縦抱き後に横抱きに変えてあげるなど、目的に合わせて抱っこの選択をするのもよいでしょう。

　また、抱っこするために抱き上げるときも反射が誘発されないよう、できるだけ看護者が赤ちゃんの身体に近づき、赤ちゃんと密着しながら抱き上げるようにすると、赤ちゃんが落ち着いた状態のまま抱っこすることができます。

Q. 赤ちゃんをあやすときに注意すべきことは何ですか？

A. あやすとき、抱っこしながら身体を揺らすと、泣き止むことを経験したことがあると思います。黒田らの先行研究で、母親が歩いているときは、座っているときに比べて乳児の啼泣量が約10分の1に、自発運動が約5分の1となった[9]と報告しています。

　歩く、揺れるという振動は赤ちゃんにとって心地よい刺激であることが分かります。ただ、どこまで赤ちゃんを揺らしていいのか、そもそも揺らすことが大丈夫なのかと心配になることがあるでしょう。

　その一つに乳幼児揺さぶられ症候群（shaken baby syndrome：SBS）があります。SBSの発生メカニズムは、乳幼児の上半身を把持して、前後に速く、大きい振幅で持続して揺さぶることで、硬膜下血腫やくも膜下出血、網膜出血を起こします。赤ちゃんは頭が大きいため、定頸している・していないにかかわらず、前後に揺さぶると頭がついてこないので、鞭のようにしなります。ここに大きい振幅と持続的なゆさぶりを行うことで、回転と遠心力がかかり脳の静脈が剪断され出血を起こします[10]。

　「高い高い」や、膝の上で赤ちゃんをピョンピョンさせたりすることで、SBSを引き起こすメカニズムは発生しません。ただし、赤ちゃんを落としたりする危険性があるため、注意が必要です。また、赤ちゃんは身体を密着させることで身体の温かさを感じ取り安心感を得るため、抱っこのときは看護者の身体に密着させるようにしてあげましょう。

第 2 章：赤ちゃんのケアの実際・まず押さえたい 20 のポイント

Q. 赤ちゃんが泣いて戸惑っている家族に、どのように声を掛けたらいいですか？

A. ==赤ちゃんのサインを一緒に読み取りましょう。==

　家族に寄り添い、なぜ赤ちゃんが泣いているのか、赤ちゃんのサインを一緒に読み取ることから始めましょう。

　オムツが汚れて不快なのか、空腹なのか、眠いのか、痛みがあるのかなど、いろいろなサインがあることを家族に理解してもらい、赤ちゃんの泣き方、しぐさ、タイミングなどで何のサインかを読み取ることができるようになると、家族の戸惑いも減っていきます。

　NICU に自分の赤ちゃんが入院するということは、家族にとって衝撃的な出来事です。赤ちゃんは泣くことが普通ですが、NICU に入院しているということで「もしかしたら苦しいのかな」「どこか痛いんじゃないのかな」「大丈夫なのかな」と不安を感じている家族もいます。

　また、赤ちゃんと分離して過ごす家族は限られた時間の中でしか赤ちゃんと過ごすことができず、赤ちゃんの反応を読み取ることに時間がかかる場合があります。

　時間の経過とともに家族は赤ちゃんのことを理解し、看護者の助言なく赤ちゃんのサインを読み取れるようになります。中には自律系のバランスがとりにくく、自分で自分を安定化させることがむずかしい赤ちゃんもいるので、どのようにあやすと効果的かを伝えると家族も安心します。

　渡辺らは周産期の親子関係が生まれ育っていく過程では、親子の身体的・心理的安全が守られていることが必須であるといっています[11]。戸惑っている家族の側に寄り添い不安の軽減に努めることで、家族は安心して赤ちゃんとの関係を築くことができます。赤ちゃんと家族の関係が形成されるように、家族と一緒に赤ちゃんのことを考えていきましょう。

2章 〔赤ちゃんの日常のケア〕 ⑰ 抱っこ、あやし（ホールディング）

引用・参考文献

1) 大城昌平．"胎児・新生児の神経行動発達とディベロップメンタルケア"．標準ディベロップメンタルケア．改訂2版．日本ディベロップメンタルケア（DC）研究会編．大阪，メディカ出版，2018，26-35．
2) 仁志田博司．"新生児医療とあたたかい心"．新生児学入門．第4版．東京，医学書院，2012，128-40．
3) 伊藤加奈子ほか．"新生児の痛み"．ガイドライン準拠：NICUに入院している新生児の痛みのケア実践テキスト．横尾京子ほか編．大阪，メディカ出版，2016，28-35．
4) 永田雅子．"家族支援"．前掲書1．199-211．
5) 藤本智久．"早産児の運動発達とポジショニング・ハンドリング"．前掲書1．212-28．
6) 木原秀樹．"胎児・新生児の発達の基本"．240動画でわかる赤ちゃんの発達地図：胎児・新生児期から歩行するまでの発達のつながりが理解できる．大阪，メディカ出版，2011，12-22．
7) 井上雅子ほか．抱くことが新生児の意識レベルに及ぼす影響：母子相互作用の視点から．母性衛生．40（2），1999，340-8．
8) 儀間裕貴．"早産児の神経行動発達の評価とディベロップメンタルケアへの応用"．前掲書1．229-39．
9) 黒田公美ほか．赤ちゃんは抱っこして歩くとなぜ泣き止むのか：哺乳類「輸送反応」の意義と神経機構．脳と発達．47（suppl），2015，S145．
10) 藤原武男．揺さぶられ症候群（SBS）啓発も含めた虐待防止について．外来小児科．17（1），2014，42-7．
11) 渡辺とよ子ほか．"胎児・新生児の家族発達とディベロップメンタルケア"．前掲書1．49-59．

{赤ちゃんの日常のケア}

Point! 18 体位変換

日本大学医学部附属板橋病院 NICU・GCU、新生児集中ケア認定看護師　**小川慶華**　おがわ・けいか

　私たちは、覚醒時や睡眠時にかかわらず、自然と好みの体位をとります。しかし、運動機能や筋緊張が弱い新生児が自ら体位変換を行うことはむずかしく、同一体位や不良肢位を継続することでさまざまな障害を生じるリスクがあります。本稿では、新生児の構造・機能上の特徴から体位変換を行う目的をはじめ、体位変換による影響やそれを最小限に抑えるポイントをまとめていきます。

Q. 体位変換はなぜ必要ですか？

A. 合併症の予防や身体機能の向上のために必要です。

　体位変換は、同一体位や不良肢位によって起こり得る合併症の予防や身体機能の向上のために必要です。主に、①褥瘡の発生予防、②頭部の変形予防や発達促進、③呼吸状態の安定化と呼吸器合併症予防、④消化促進、⑤人工肺サーファクタント投与時などに治療効果を高めることを目的として行います。

褥瘡の発生予防のための体位変換

　角質層の発達は、在胎24週以下ではほとんど見られず、在胎28週ごろから始まります。さらに、機能的・構造的な成熟は在胎32〜34週ごろとなります。集中治療を必要とする児は、人工呼吸管理や輸液管理などによって体位が制限されやすく、同一部位への圧迫やリネンとの摩擦などが加わり、褥瘡発生のリスクが高まります。

　また、表皮が薄く、皮膚のpHがアルカリ性に傾いていることから、皮膚損傷部位からの皮膚感染を経験することもあります。このように、褥瘡予防や皮膚損傷による二次的合併症予防のために、体位変換が予防的ケアとして必要と考えられています。

頭部の変形予防や発達促進のための体位変換

　腹臥位の姿勢のまま長時間過ごすと、側頭部が圧迫され、成長過程にある軟らかい頭部

が細長く変形してしまうことがあります。また、早産児は胎内での感覚運動経験が十分ではないため、重力により屈曲位保持が困難となります。不良肢位や同一体位の継続によって、左右非対称で平たい姿勢となり、身体の前方へ手や足を持っていくなどの発達に影響することが分かっています。

腹臥位では屈曲姿勢が保持しやすいですが、それ以外にも、仰臥位では児が周囲の様子をうかがいやすく、側臥位では手足がそれぞれ接触するため、感覚経験が得やすくなります。さまざまな体位にすることで、発達を促進する援助につながります。

呼吸状態の安定化と呼吸器合併症予防のための体位変換

新生児の呼吸器は、ガス交換面積が小さく、胸郭が軟らかいなどの構造上の特徴に加え、呼吸調節機能の未熟性から容易に呼吸不全に陥ります。そのため、体位による呼吸機能へのメリット・デメリットを考慮しながら、児に適した体位を選択することが重要です（図1）[1]。

また気道が細いため、気道分泌物の貯留によって無気肺や感染症を起こすリスクがあります。無気肺による肺胞の虚脱と開通の繰り返しで生じる肺実質の損傷と機能的残気量の低下は、慢性肺疾患（chronic lung disease；CLD）のリスク[2]にもつながります。

体位変換は、呼吸器合併症予防のための体位排痰法（図2）[3]の一つとして効果的だといわれています。ポジショニング用具だけで支えるのが困難な体位もあるため、その場合は徒手的に保持することが必要です。

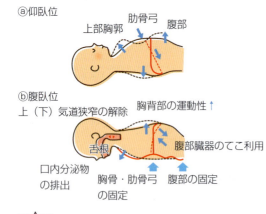

ⓐ仰臥位：陥没呼吸時に前胸部が陥没すると、横隔膜の付着角度により、反作用として背部側胸郭の代償的拡張が起こります。

ⓑ腹臥位：脆弱な前胸壁に支持面ができ、運動の支点として固定されます。反作用としては背部胸郭の運動性が向上します。

図1 陥没呼吸と腹臥位の効果（文献1を元に作成）

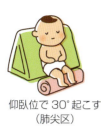

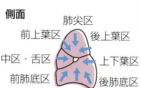

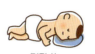

図2 肺区域と排痰体位(文献3を元に作成)

消化促進のための体位変換

　早産児は、消化管の運動機能が不十分なために、ミルクの停滞や腸管ガスの貯留を来し、腹部膨満を認めやすい特徴があります。横隔膜優位の腹式呼吸であることから、腹部膨満による呼吸状態の悪化をまねいてしまうこともあります。仰臥位と比較すると、腹臥位の方が消化が促進されることが分かっています。そこで消化を促す体位（腹臥位・右側臥位）に変換します。また、腹臥位にしたときには乳幼児突然死症候群（SIDS）の危険回避のために必ずモニターを装着します。

治療効果を高めるための体位変換

　肺サーファクタントの産生不足による呼吸窮迫症候群（respiratory distress syndrome；RDS）や、二次性サーファクタント欠乏による呼吸障害の治療として、サーファクタント補充療法が行われます。
　その際、全肺野へ均等に人工肺サーファクタントが行き渡るように、体位変換を行います。注入時の分割回数は、3回もしくは5回と赤ちゃんの状態や施設のプロトコールによって異なりますが、脳室内出血（intraventricular hemorrhage；IVH）発症のリス

クが高く、全身状態が不安定な児では、顔の向きだけを変換するにとどめるなど医師と連携した対応が必要です。

Q. 体位変換を行うタイミングはいつですか？

A. NICUに入院する新生児は、在胎週数や体重によって未熟性に個人差があります。そのため、必ず何時間ごとに体位変換をした方がよいという決まりはありません。NICUにおける呼吸理学療法ガイドライン[4]には、人工換気中の無気肺予防に1〜3時間ごとの定期的な体位変換が効果的であると示されています。体位変換そのものがストレスとして児に与える影響もあるため、ルチーンケアではなく、個別的に設定していくとよいと考えられます。

また、体重測定やエコー検査、X線など仰臥位にする必要のある場面があります。過度な体位変換を避けるために、1日のスケジュールを把握し、スタッフ間で体位変換のタイミングを検討、情報共有することが重要です。

Q. 体位変換を行うと低酸素や徐脈を起こします。どうしたらいいですか？

A. ==タイミングを個別的に考慮し、ケア中断の検討を行いましょう。==

新生児の神経行動発達は、中核となる自律神経系が在胎25〜30週ごろから機能し始め、自己調整能が成長・発達していきます。しかし、胎児期から新生児期は、自律神経系の調節において副交感神経が優位となります。そのために、侵襲が加わると容易に低酸素や徐脈に陥ります。

また、前庭覚（内耳前庭器官で知覚される平衡感覚）は在胎25週までに、固有覚（身体にかかる抵抗・重量や体位を知覚する感覚）は、子宮内における活発な胎児の運動から妊娠中より発達を開始すると推測されていますが、詳細はまだ科学的に十分検討されていません[5]。従って、体位変換そのものが児にストレスを与え、低酸素や徐脈を引き起こすリスクとなることを念頭に置いてケアを行う必要があります。

低酸素や徐脈を起こさないためには、前述のとおり体位変換のタイミングを個別的に考慮することや、ケアの中断を検討する必要があります。児を浮かせない、急

第2章：赤ちゃんのケアの実際・まず押さえたい20のポイント

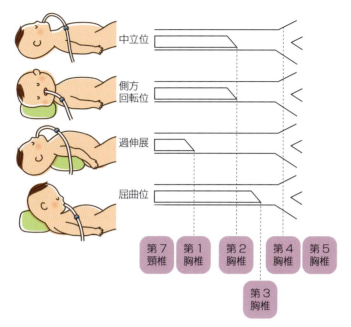

図3 体位による気管チューブの移動（文献6、7を元に作成）

激に体位を変えないなどハンドリングに配慮することも重要です。

　さらに、人工呼吸管理中であれば、気管チューブの位置移動（図3）[6, 7]によって気道閉塞や換気量変化が起こり、低酸素や徐脈を引き起こすリスクとなります。胸郭の動きや人工呼吸器の換気量変化を観察しながら、頸部を過伸展・過屈曲しないように配慮しましょう。また、挿管チューブの向きによって、気管チューブの先端が気管側壁に当たると、気管の損傷やチューブの狭窄の原因となるので注意しましょう。

Q. 体位変換時の注意点は何ですか？

A. 児の状態の把握と看護者のハンドリング、周囲環境への配慮が大きなポイントとなります（表）。

ポイント1．児の状態を観察する
　　　　　（state、バイタルサイン、行動、連続ケアの有無）
ポイント2．良肢位を意識する

表 体位変換の基本手順（仰臥位→側臥位→腹臥位）

手順	方法	ポイント
準備	児の state やバイタルサインを観察する	・state は 3〜4 で行う ・連続してケアを行っている場合は、休息時間を確保する ・モニター、ルート、チューブの装着状況を確認する
仰臥位	児に声をかけながら、ポジショニング用具を少し緩め、頭部・殿部をホールディングする	・身体境界域を意識しながらホールディングする ・モニター類を巻き込まないように整理する ・挿管管理中のポイント（図4）
側臥位	ホールディングしたまま側臥位方向へ頭部・体幹を同時に倒す	・身体をねじらず、45°ずつゆっくり体位を変える ・点となる指で支えるのではなく、面で支えるよう手のひら全体を使う ・挿管管理中のポイント（図5）
	ホールディングしたまま児の体幹を後頭部側に少しずらし、肩枕から平らな枕に入れ換える	・変換する体位に合わせて、呼吸状態が安定しやすい枕の高さやポジショニング用具に差し換える
	下側になる上肢を屈曲し、手を口元へ持っていく	・児が安定しやすい姿勢をサポートする
腹臥位	上肢は脇を締めるように、下肢は屈曲位になるようにホールディングしたまま、頭部から体幹が真っ直ぐになるように腹臥位にする	・バイタルサインの変化がないことを確認してから行う ・児を宙に浮かさないようにする
終了	ホールディングしながらポジショニングを整え、バイタルサインの安定と睡眠へ移行したことを確認して終了する	・良肢位に保つ ・モニターやルート類を整理する ・リネンのしわを正す

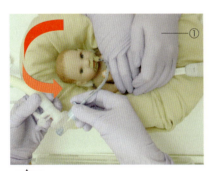

図4 顔の向きを変えるときのポイント

気管チューブにかかるテンションを防ぐために、あらかじめ顔を向ける方向に呼吸器回路の向きを変えておきます。回路内に結露がある場合は、気管への垂れ込みによる呼吸状態悪化を予防するために除去します。介助者（①）がいる場合は、ホールディングを行います（原則、2名で行います）。

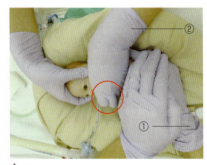

図5 仰臥位→側臥位に変えるときのポイント

2名で行う場合は、実施者（①）が体幹・四肢を支え、介助者（②）が挿管チューブを口元で押さえながら顔を支えます。スタッフ間で声を掛け合いながら、顔と体幹の向きを同時に変えることで、チューブ位置のずれが最小にでき、計画外抜管の予防にもつながります。
原則、2名で行いますが、1名で行う場合は、顔→体幹の順で体位変換させます。

(正中屈曲位を保つ、身体境界域をつくる、手のひら全体で支える)

ポイント3. 周囲環境に配慮する

(ルートやモニターなどの整理・抜去予防、リネンのしわを防ぐ)

> **メモ　児のサイン「非組織化」と「組織化」**
>
> 　児は、体位変換中に低酸素や徐脈を起こす以外にも、顔をしかめたり下肢を伸展したり、何かをつかもうとする仕草などさまざまな反応を見せています。それは、刺激に対して恒常性が保たれていないことを示す「非組織化」サインや、逆に恒常性をバランスよく保とうとしている「組織化」サインと表現されます。
>
> 　看護者はそれらのサインを読み取り、低酸素や徐脈といったバイタルサインの変化を来す前に、どのようなサポートがあれば安定した状態で進められるのかを考えます。また、家族に体位変換の必要性と児の反応を説明し、ホールディングや児と握手するなど、ケアに参加してもらうことも効果的だと考えます。家族との協働は、児の自己調整行動を促進するだけでなく、愛着形成や親子関係の形成にもつながります。

引用・参考文献

1) 大島ゆかり．"体位変換"．生理を知れば看護が見える新生児ケアまるわかりBOOK．平野慎也ほか編．Neonatal Care 秋季増刊．大阪，メディカ出版，2017，156-60．
2) 小川亮．慢性肺疾患の予防：人工換気法以外の戦略．周産期医学．47 (7)，2017，914-8．
3) 木原秀樹．"呼吸理学療法"．新生児医療と看護の臨床手技70．堺武男編．Neonatal Care 春季増刊．大阪，メディカ出版，2007，295．
4) 田村正徳ほか．NICUにおける呼吸理学療法ガイドライン（第2報）．日本未熟児新生児学会雑誌．22 (1)，2010，139-49．
5) 太田英伸．"胎児・早産児の知覚発達を基礎とした環境調整とディベロップメンタルケア"．標準ディベロップメンタルケア．改訂2版．大阪，メディカ出版，2018，67-8．
6) 尾崎孝平．気管チューブ先端の適正位置はどこ？．呼吸器ケア．11 (5)，2013，567．
7) 齋藤有希江．"人工換気中のケア：ケアのいろはを学ぼう"．ここからはじめる！新生児の呼吸管理ビジュアルガイド．長和俊編．Neonatal Care 秋季増刊．大阪，メディカ出版，2016，106-15．
8) 八田恵利．"超低出生体重児の皮膚ケアのポイント"．新生児の皮膚ケアハンドブック．大阪，メディカ出版，2013，16-20．
9) 大竹洋子ほか．赤ちゃんの行動を読む10の場面を通して考えるディベロップメンタルケア．Neonatal Care．31 (6)，2018，526-9．

{赤ちゃんの日常のケア}

Point! 19 ポジショニング

神奈川県立こども医療センター医療技術・発達支援局発達支援部理学療法科、理学療法士 **松波智郁** まつなみ・ともか

意義と目的

　ポジショニングは、発達ケア（新生児の成長・発達を促すためのケア）[1]の一つであり（図1）、現在ではほとんどの施設で実践され、安静保持、良肢位保持と、適切な筋緊張の促進、触覚・運動覚の促進を目的としています。

　生理的安定性やストレスからの保護を優先する安静保持目的の時期から、発達促進を優先する時期へと、ケア内容を変えていくことになります。ポジショニングはかつてリハビリテーション介入の色が濃かったのですが、現在は発達ケアの観点から看護ケアに組み込まれることが多くなっています[2]。

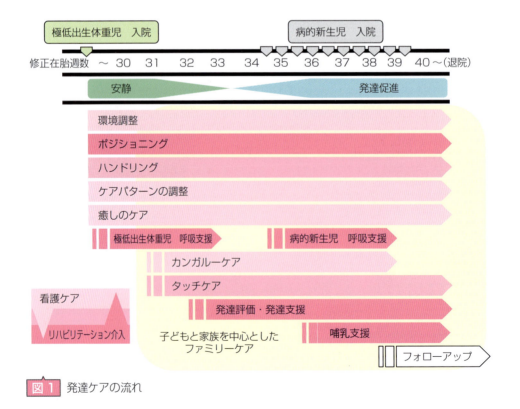

図1 発達ケアの流れ

対象による違い

Q. 早産児と正期産児のポジショニングは同じでいいのですか？

A. 同じではありません。

　早産児では、胎内での発達の中断と出生後の環境による発達への悪影響を考慮し、予防発達学的観点から介入する必要があります。早産児は在胎週数に応じた筋緊張が見られ、早く生まれるほど低緊張の状態を呈し、重力に抗した屈曲内転位姿勢を保持することができません（図2）。そのためポジショニングでは子宮内環境を想定し、できるだけ胎児姿勢に近づけること（屈曲内転位）を基本とし、周囲を囲い込み、保持します[3]。

　入院治療を必要とする正期産児は、生まれてくるときすでに病気・障害を持つため、対策も講じやすくなります。将来の発達に不利益を生じないように姿勢管理を行うことが重要で、各症例または時期により、必要とされる良肢位が異なります。リハビリテーション介入による姿勢・運動の評価に基づき、個別のポジショニングを実施することになります。

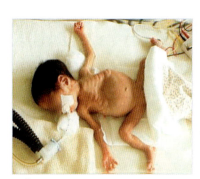

図2　早産児の姿勢

早産児のポジショニングの実際

Q. ずっと腹臥位がいいのですか？

A. 時期による適切なポジショニングの方法があります。そして、呼吸・消化・体動など個々の全身状態の違いにより、変更を加えることも大切です。

●安静期（おおよそ修正在胎31～32週未満）

①入院直後から姿勢変換可能になるまでの期間（脳室内出血リスク、皮膚状態、臍帯の有無、動脈ラインの有無などにより判断）は仰臥位管理となります。マットレスは、ディスポーザブル、低反発素材で短期間であれば体位変換を要さないもの、揮発性有機化合物の少ないものを選択します。

マットレスの上に、ポジショニング用の囲い込みウレタンをセットし、布・シーツ類で囲い込み状態をつくります。シーツは非固着性のものを使用し、皮膚を保護します。頭部過回旋を防ぎ安静を保つために、後頸部にネックレスト（肩枕）を置く工夫も推奨します（図3）。

②姿勢変換可能（おおよそ日齢3〜5）になったら腹臥位にします。腹臥位は、呼吸の安定・消化促進目的に推奨される姿勢です。上下肢屈曲内転位で肘・膝がマットレスにつくように体幹下にクッションを入れ、頭部下には体幹よりやや薄めのクッションを入れ、胎児姿勢をとります。周囲をポジショニング用ウレタンでぴったりと囲み、体幹から下肢までを布（ガーゼ・タオルなど）で覆い軽く圧をかけます（図4）。

●移行期（おおよそ修正在胎31〜36週）

①基本は安静期の腹臥位ポジショニングを継続としますが、赤ちゃんの自発運動を妨げ過ぎないように、動いても周囲の囲みで姿勢が崩れない程度の囲み状態に調整します。動き過ぎて落ち着かない場合は、しっかりと圧をかけ保持します。

②徐々に側臥位も取り入れます。上下肢屈曲内転位・体幹屈曲位となるようにポジショニング用ウレタンやバスタオルでぴったりと囲み、抱き枕様にタオルを抱え込ませて正中位を保持します。体幹から下肢までを布で覆い、軽く圧をかけます。腹臥位同様自発運動を妨げ過ぎないように調節し、落ち着かない場合はしっかりと圧をかけ保持します（図5ⓐ）。

③コットに移行後は、タオルで包み込み（以下、おくるみ）、バスタオルで囲い込みを

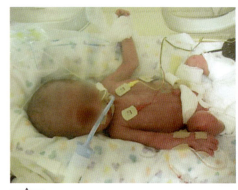

図3　早産児：入院直後の仰臥位ポジショニング

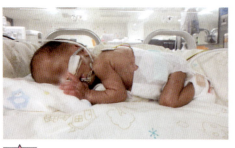

図4　早産児：安静期の腹臥位ポジショニング

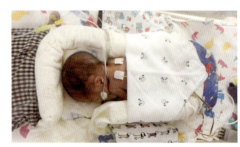

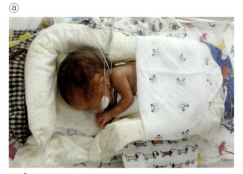
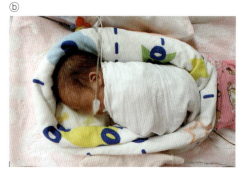

図5 早産児：移行期の側臥位ポジショニング

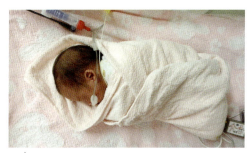

図6 早産児：発達促進期のポジショニング

する程度の姿勢保持も可能です（図5 ⓑ）。

● **発達促進期（おおよそ修正在胎36週以降）**

ほとんどの症例がコットに移行しているころで、側臥位、仰臥位を基本とします。バスタオルで全体におくるみする（図6）か、フェイスタオルで頭部以外をおくるみします。バスタオルで周囲をふんわりと囲い込みするか、落ち着いている場合は、囲い込みなしでも可能です。特に覚醒時は運動を妨げ過ぎないようにおくるみを調整します。退院が近くなったら仰臥位を基本とします。

病的新生児のポジショニング例

●脊髄髄膜瘤（下部腰髄損傷レベル）

下部腰髄損傷による筋力のアンバランスが出現し、下肢が過度に屈曲してしまう状態となります。髄膜瘤閉鎖術後の腹臥位管理において、過屈曲を抑制するポジショニングが必要となります（図7）。

●ミオパチー

低緊張を呈する疾患は、呼吸や嚥下状況から、仰臥位よりも側臥位・腹臥位を選択することが多くなります。自発運動がほとんどなく、上下肢とも屈曲拘縮が認められる状態のため、上下肢を自然に伸ばして保持します（図8）。

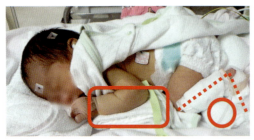

図7　下部腰髄損傷レベル脊髄髄膜瘤：ポジショニング例

・体幹下にタオルを入れ、股関節の過屈曲を体幹下のタオルで止めるようにします。
・体幹下のタオルの厚みに合わせて、頭部下にもタオルを入れます。
・足関節が過背屈しないように足背部にタオルロールを入れます。

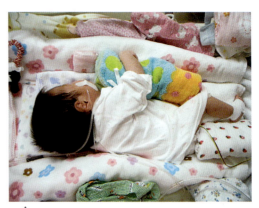

図8　ミオパチー：ポジショニング例

こんなときどうする？

Q. 呼吸を安楽に保つためにはどうすればいいのですか？

A. <mark>一般的に呼吸が安楽な姿勢は、腹臥位です。</mark>

　　仰臥位では内臓の重みで横隔膜の動きが制限されますが、腹臥位では横隔膜のはたらきがよくなります。また、腹臥位では背側肺換気が改善されることで換気が均一化され、酸素化が安定します[4]。

　　嚥下障害がある場合には、分泌物貯留による酸素化不良や誤嚥の防止にもなり、

低緊張の場合の舌根沈下を防ぐこともでき、呼吸への好影響が期待できます。腹臥位が困難な場合は、仰臥位よりも側臥位のほうが安楽な姿勢となります。分泌物や重力による気道への影響は、腹臥位に次いで少なく、気道が正中位に保たれるという利点もあります。

Q. 消化をよくするためにはどうすればいいのですか？

A. <mark>消化によいとされる姿勢は腹臥位です。</mark>

腹臥位では、胃底部に乳汁が停滞することが少なく、噴門部から幽門部に向かって通過しやすい位置になります。

Q. 反って怒り、落ち着かないときはどうすればいいですか？

A. <mark>ホールディングをして落ち着くのを待ち、しっかりと包んで圧をかけるポジショニングを行います。</mark>

おしゃぶりの併用も有効な場合があります。抱っこできる場合には、しっかりとおくるみをして抱き、落ち着かせてからおくるみのまま囲い込みポジショニングをします。

引用・参考文献

1) 森口紀子．"早産児・新生児のケア：看護ケア"．新生児理学療法．大城昌平ほか編．東京，メディカルプレス，2008，60-72．
2) 松波智郁．"新生児リハビリテーション"．こどものリハビリテーション医学：発達支援と療育．第3版．伊藤利之監．東京，医学書院，2017，72-9．
3) 木原秀樹．"ポジショニングとハンドリング"．赤ちゃんにやさしい発達ケア：ディベロプメンタルケアとリハビリテーションがいちからわかる本．大阪，メディカ出版，2015，64-83．
4) 濱田勇志ほか．周期性呼吸・無呼吸発作に対して腹臥位が呼吸安定化に効果的であった超低出生体重児の1例．理学療法科学．32（3），2017，455-8．

{赤ちゃんの日常のケア}

Point! 20 カンガルーケア

愛仁会高槻病院NICU、新生児集中ケア認定看護師 **井上裕美** いのうえ・ゆみ
同NICU **谷山純里** たにやま・じゅり

なぜカンガルーケアを行うのか

　赤ちゃんの感覚機能（触覚・聴覚・嗅覚・味覚・視覚）は、胎児期から発達・機能しています。カンガルーケアを行うことで、赤ちゃんは①温かさや触れられていることを感じることができます。②心臓の音や息遣い、声を聞くことができます。③身体や母乳のにおいを嗅ぐことができます。④非栄養的吸啜（non-nutritive sucking；NNS）を行えば、母乳の味を感じることができます。⑤親を間近で見ることができます。

　カンガルーケアは、これらの感覚機能を一度に刺激し発達を促すことができます。カンガルーケアによって体験する刺激は、赤ちゃんにとって心地よいものであり、自律神経系の安定につながります。

カンガルーケアの開始時期は、いつからか

　実施に当たり、まずは赤ちゃんと両親、特に母親の身体的・心理的なアセスメントを行いましょう。それぞれの施設によって開始基準は異なりますが、赤ちゃんの体調が呼吸器や薬剤などのサポートを受けながらも、安定した状態であることの確認が必要です。

　妊娠・出産経過によって、産後の体調には個人差があります。妊娠中の母体感染症の有無、高血圧、長期安静後の筋力の低下、出血量、貧血などは疲れやすさに影響します。乳房の変化や子宮復古、会陰部の経合痛、帝王切開の創部痛など痛みを感じる状況もさまざまです。カンガルーケアを行うときは赤ちゃんや実施する母親（父親）が、直接ケアの対象者となります。まずは自分自身でアセスメントを行った上で、先輩看護師や、必要時は医師とカンファレンスし、実施の確認を行いましょう。

　また、カンガルーケアを親子にとって良い体験にするためには、両親の緊張や不安をできるだけ少なくする必要があります。赤ちゃんが安全・安楽であること、両親自身が行うケアの手順・注意点などが分かるとケアの準備が整います。口頭での説明に加え、写真や動画を用いることで、カンガルーケアがイメージしやすくなります。

第2章：赤ちゃんのケアの実際・まず押さえたい20のポイント

カンガルーケアの手順

◉ 準　備

カンガルーケアに適切な環境を調整します（表）。

◉ 導　入

カンガルーケアを行う前に、赤ちゃんのオムツ交換や体温測定などのケアを母親（父親）と一緒に行います。一緒にケアを行うことは、カンガルーケアの実施に対する思いを聞ける機会にもなります。

◉ 実　施

①椅子に深く腰掛け、胸元を開いてもらいます（図1）。

・負担のない範囲で椅子の角度を調整します。

・長時間、同一体位で過ごすこととなるため、腰や首の下にタオルや枕を入れるなどしてリラックスできるように配慮します。

・赤ちゃんがすっぽりと包み込まれるように前開きの服で、肌と密着させるためにブラジャーや体幹を覆うガードルなどは避けてもらいます。

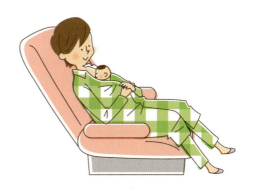

図1　カンガルーケアを行う姿勢のポイント
前開きの服を着てもらうと、服の中に赤ちゃんがすっぽり包み込まれ、母親（父親）と密着しやすく、体位崩れも少なくなります。

表　カンガルーケアを行うための準備

説　明	①カンガルーケアを実施する前に、両親への説明を行います。 ②カンガルーケアを実施するときも、動作一つひとつの説明を行います。 ★説明には、写真や動画などを用いるとイメージしやすいです。
手　技	赤ちゃんの移動などの練習をすると、スムーズに実施できます。
場　所	①椅子をゆったりと置くことができ、緊急時でも医療者が入れる場所を確保します。モニターのコードや点滴ルート、呼吸器回路が引っ張られない位置に椅子をセッティングします。 ②空調の風により対流が生じ、赤ちゃんの体温低下を来す可能性があるため、椅子の位置に配慮する必要があります。直接風が当たる場所は避け、室温にも注意します。 ③周囲をパーテーションなどで囲い、ゆっくりと過ごせるよう、静かで落ち着いた環境をつくります。
必要物品	椅子（リクライニングができるもの）、タオルやブランケット、鏡、パーテーション、蘇生物品、（呼吸器回路を固定できるもの）

・「この体勢で気になるところはありませんか？ ゆっくり過ごせそうですか？」など声掛けをしましょう。

②赤ちゃんを母親（父親）の胸の上に移動させます。

・移動は2名以上で行い、赤ちゃんを抱っこする人とモニターのコードや点滴ルート、呼吸器回路を持つ人とで役割分担をします。

・赤ちゃんをタオルなどで包み込んで四肢を屈曲位に保ち、身体に密着させながらゆっくり移動させます（図2）。

・動作一つひとつを説明するように声を掛けることで、次の動作が母親（父親）に伝わり安心につながります。

③母親（父親）の手のひら全体で赤ちゃんの背中・殿部・下肢全体を包み込むように抱いてもらいます（図3）。

④ゆっくりと赤ちゃんの体勢を腹臥位に整えます。

・上肢がW字、下肢がM字になるように屈曲位を取ります。頭部と体幹を真っすぐに保ち、気道確保ができるようにします。

・母親（父親）の胸の間（赤ちゃんの頭は、親の鎖骨より下の位置）に赤ちゃんの体幹が位置する（図4）ようにします。

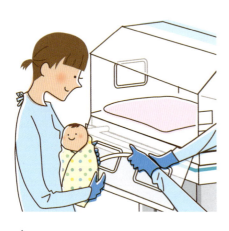

図2 赤ちゃんを移動させるポイント

急激で素早い動作は、赤ちゃんの驚愕反射やストレスサインを引き起こし自律神経系が不安定となります。場合によっては徐脈や酸素飽和度の低下を来し、全身状態の悪化につながる可能性があるので、ゆっくりと赤ちゃんに話し掛けながら落ち着いて行いましょう。

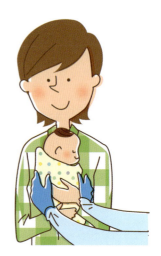

図3 赤ちゃんの抱き方のポイント

初めてのカンガルーケアでは、どこをどのようにして抱けばよいか分からないこともあるため、母親（父親）の手を取り誘導してあげましょう。

- 赤ちゃんは筋緊張が弱いことにより体位崩れを起こしやすいので注意します。
⑤赤ちゃんの体温が下がらないように、母親（父親）の身体としっかり密着させた上で、タオルや毛布を掛けて保温します（図5）。
- 必要に応じて、カンガルーケア中に体温測定を行うこともあります。
- 体温低下を来しやすい赤ちゃんは、帽子を着用させます。
- 体温低下の早期発見のために、赤ちゃんの体が冷えてきていると感じたら教えてもらうように伝えます。
- 帽子の作成やブランケットの持ち込みなどは、「赤ちゃんのために何かしてあげたい」という両親の気持ちを支援したり、成長の思い出にもつながります。
⑥カンガルーケア中はプライバシーを保ちつつモニターの状況の確認を行います。
- 赤ちゃんの表情や行動などの様子を伝えて、共有しましょう。
「お母さんの方を見ていますね」「動きが落ち着いてきましたね」など。
- 両親がどのように感じているのか確認しましょう。
「怖くないですか？」「落ち着いてきましたか？」「赤ちゃんは、どんな感じですか？」など。不安や緊張がある場合は、しばらくそばにいるようにします。

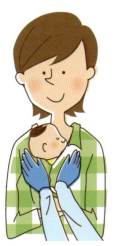

図4 赤ちゃんの姿勢のポイント
正しい姿勢を親に説明し、体位が崩れたり赤ちゃんが落ち着かなかったりした場合は、看護師に声を掛けてもらうように伝えます。

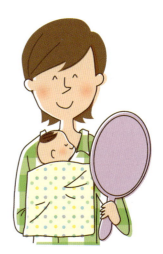

図5 カンガルーケア中のポイント
- 母（父）親は、「力強いですね」「落とさないか心配」「思ったより重たくてあったかい」など、さまざまな感想を話されます。抱っこした状況の受け止めを確認してから、その場を離れるようにしましょう。
- 手鏡を使うと、カンガルーケア中の赤ちゃんの表情や様子を知ることができます。

- 心拍数のベースラインの低下は、体温低下のサインかもしれません。体温を測定したり、ブランケットのかかり具合、追加修正の判断が必要です。
- 基線の揺れは赤ちゃんの体動と判断できます。体位が崩れると呼吸状態の不安定さにつながります。また、母親が不安になってしまうことも考えられます。
- 安心なケアのために母親（父親）から声が掛かる前に気付き対応しましょう。
- 体験を共有し、親子の空間を大切にします。
- 赤ちゃんの異変に気が付いたときや母親（父親）自身の体調不良、その他気になることがあったらいつでも気兼ねなく看護師を呼んでほしいことを伝えます。

⑦カンガルーケア終了後は赤ちゃんを保育器・コットに戻し、開始時と同様に、全身状態を観察・アセスメントします。
- カンガルーケア終了後は、自律神経系が安定しリラックスした状態を維持するためにケアは最小限にします。

Q. いつまでカンガルーケアを行うのですか？

A. 赤ちゃんと両親が望めば、カンガルーケアの実施に制限はありません。

メモ　先輩看護師からのメッセージ

　カンガルーケアによって得られる効果は、赤ちゃんの全身状態、両親の気持ち、環境や手技・方法などに大きく左右されます。カンガルーケアについて知り、両親への説明や、人形を用いての移動の練習、カンガルーケアを行う親役の体験などの事前準備を行うことが、より良いカンガルーケアの提供につながります。

　赤ちゃん、両親、ケアを提供した皆さん自身も、良かったと感じるケアになったらうれしいです。

第2章：赤ちゃんのケアの実際・まず押さえたい20のポイント

引用・参考文献

1) 大城昌平．"胎児・新生児期"．子どもの感覚運動機能の発達と支援：発達の科学と理論を支援に活かす．東京，メジカルビュー社，2018，20-9．
2) 大木茂．"カンガルーケア"．標準ディベロップメンタルケア．改訂2版．日本ディベロップメンタルケア（DC）研究会編．大阪，メディカ出版，2018，249-4．
3) 大竹洋子ほか．カンガルーケアの実践と「なぜ？」．Neonatal Care．29（11），2016，1036-43．
4) 佐藤裕美．挿管中にカンガルーケアを行う際，赤ちゃんをお母さんの胸に運ぶときや，ケア中に抜管や急変など起こらないか，いつも心配になっています．挿管児のカンガルーケアの前後での注意点やコツを教えてください．Neonatal Care．24（10），2011，969-71．
5) 森臨太郎ほか．"科学的根拠に基づき総意形成法を用いた新しいガイドライン"．根拠と総意に基づくカンガルーケア・ガイドライン．カンガルーケア・ガイドラインワーキンググループ編．http://minds4.jcqhc.or.jp/minds/kc/fukyu/1_kc.pdf［2019.1.8］
6) 太田英伸ほか．"赤ちゃんの力（ちから）"．家族のためのディベロップメンタルケア読本．日本ディベロップメンタルケア（DC）研究会編．大阪，メディカ出版，2017，24-5．
7) 大竹洋子．"赤ちゃんの行動をみる・よむ"．前掲書6．26-7．
8) 森口紀子．"赤ちゃんの眠りと目ざめ"．前掲書6．28-9．
9) 儀間裕貴．"赤ちゃんとのコミュニケーション"．前掲書6．30-1．
10) 齋藤紀子．"親子のふれあい：カンガルーケア"．前掲書6．36-7．
11) 石本麻衣子．"ケア参加：ケアの補助など"．前掲書6．40-1．

{特別企画}
①早産児（在胎30週）の入院から退院までの流れ

	出生前	入　院	
生後日齢（日）		0	7
修正在胎期間（週）		30	
体重（g）		1,200	
		急性期	
呼吸管理		・人工換気療法（侵襲的／非侵襲的陽圧換気） ・酸素療法（高流量鼻カニューラ酸素療法〔HFNC〕／酸素投与）	
予測される 医学的問題		・呼吸窮迫症候群（RDS） ・一過性新生児多呼吸（TTN） ・無呼吸発作 ・脳室周囲白質軟化症（PVL） ・動脈管開存症（PDA） ・黄　疸	
保育環境		保育器	
清　潔		部分清拭・部分洗浄	全身洗浄・沐浴
栄養方法		経管栄養	
授乳間隔		2〜3時間ごと	
与薬方法		経静脈投与	経管（経口）投与
発達促進の ケア		人間の尊厳としての可能性を尊重する[1]。 行動観察によって新生児の個性を支える[1]。 基本的信頼感の獲得を支える[1]。 ・ポジショニング（身体境界をつくり、四肢の屈曲位を保つ。自発的な屈曲運動を促進する）。 ・睡眠・覚醒レベルに応じたケア。 ・ケアパターンの調整。 ・安定化サイン・ストレスサインを評価する。 ・新生児の反応を読み取り、やりとりしながらケアを行う。 ・過剰な刺激・ストレスから保護し、心地よい刺激（やさしく話しかけながらケアする、ホールディング、カンガルーケアなど）を提供する。 ・痛みのケア。 ・昼夜の明暗をつけた照明。	
家族ケア	産前 訪問	・面会の見守り。 ・ホールディングや子どもへ話しかけることの目的や方法を説明し、一緒に行う。 ・子どもの反応を両親と一緒に観察し、反応の意味を読み取る。 ・母乳育児支援（搾乳、口腔内母乳塗布、母乳運搬） ・早期母子接触（STS）やカンガルーケアを提案する。	・可能なケアを両親と一緒に行う ・カンガルーケアや保育器外での抱っこを提案する。

引用・参考文献　1）横尾京子．助産診断・技術学Ⅱ：新生児期・乳幼児期．第5版．東京，医学書院，2013, 228p.

大阪母子医療センター新生児棟主任、新生児集中ケア認定看護師　**小谷志穂**　こたに・しほ

	生後1ヵ月		生後2ヵ月	退　院
	28		56	
32		36		40
	1,500	1,800		
成長期		家庭保育準備期		家庭保育期
	・慢性肺疾患（CLD）			
		・哺乳時の無呼吸・徐脈		
	コット			
	沐　浴			
非栄養的吸啜・直接授乳	直接授乳と瓶授乳の併用			
3時間ごと	自律授乳			
		経　口		
		・自律授乳が確立し、持続した自己鎮静行動を認めることを目安に、ポジショニング用具を用いたポジショニングを終了する。		
・直接授乳や非栄養的吸啜を行えるよう支援する。 ・家族が育児ケアに参加し、子どもとの相互作用の機会を設ける。	・直接授乳の練習を支援する。 ・家庭での育児についてイメージできるよう支援する。		・家族が主体的に子どもの世話ができるよう支援する。 ・退院に向けて養育環境を整えるよう支援する。	

{特別企画}
②疾患（TTN）のある児の入院から退院までの流れ

		出生前	出生後〜入院
原因など		・出生前から肺呼吸の準備をしている。 ・陣痛や産道通過、啼泣で肺液が吸収される。 ・上記の過程に何か課題があると、肺液の排出と吸収が遅れる。 ・陣痛が来る前の予定帝王切開、早産児、多胎、母体糖尿病、新生児仮死などはリスクとなる。	・陣痛が来る前の予定帝王切開のため、ステロイドの分泌が少なく、肺液の吸収・促進が遅れる。 ・産道を通らなければ胸郭の圧迫はなく、肺液の排出が困難となる。 ・新生児仮死など自発呼吸の確立が遅く、肺に圧がかからない。
赤ちゃんへのケア	呼吸	・出生前のリスク因子からアセスメントし、新生児一過性多呼吸（TTN）が起こり得ることを予測する。 ・蘇生の立ち会い準備を行う。 ・蘇生に必要な準備を行う（環境、人員、物品）。	〈観察のポイント〉 ・有効な呼吸ができているかどうか。 ・多呼吸（呼吸数＞60回／分）はないか。 ・陥没呼吸はないか（程度の確認）。 ・鼻翼呼吸はないか。 ・呻吟はないか。 ・呼吸を中心としたバイタルサインの変動はないか。 〈実施すること〉 ・酸素飽和度の確認。 ※生後しばらくしてから症状が出現することもあるので、多呼吸や陥没呼吸を見逃さないこと。 ・リスク因子から入院準備を行う。 ・呼吸の状態から入院が必要か判断する。 ・スニッフィングポジションで気道開通し体位を工夫する。 ・口鼻腔吸引、肩枕を使用し、気道を確保する。 ・胸部X線でTTN所見を確認する。 ・血液検査、心臓・頭部エコーで他疾患との鑑別を行う。 ・マイクロバブルテストで呼吸窮迫症候群（RDS）の有無を確認する。
	体温		低体温を予防し、体温保持に努める。
	栄養		適切な輸液管理。
	清潔		
	なだめ		・採血などの痛みに対するケアを行う。 ・エコーなど処置が続く場合は、処置のタイミングや合間の休息を大切にする。
家族ケア		必要に応じて出生前訪問を行い、家族の不安を和らげ、子どものイメージを共有する。	・早期接触。 ・子どもと面会ができる環境づくり。 ・病状理解への支援。 ・出生届などの手続きの説明。 ・退院後の生活を見据えた支援。 ・母乳育児支援（分泌促進、搾乳の方法）。

JA愛知厚生連安城更生病院新生児センターNICU/GCU、新生児集中ケア認定看護師　**加藤しおり**　かとう・しおり

急性期（適切な呼吸管理により安定化を目指す）	回復期（呼吸管理からの離脱に向けてのステップアップ）	慢性期（退院準備期〜退院）
肺液と空気の置き換えがうまくいかず、水分を含んだ重たい肺で呼吸をしている。	時間経過とともに徐々に肺液が吸収され、肺が軽くなっていく。	肺液が吸収され、活動量上昇後も酸素化が維持でき、正常な肺となる。
〈呼吸管理〉 ・軽症：酸素療法 　↓ ・陽圧換気 　↓ ・重症：人工呼吸器 ・重症例では、人工肺サーファクタント投与。 〈観察ポイント〉 ・努力呼吸の増悪はないか。 ・利尿があるかどうか、体重減少で浮腫が改善しているか。 ・軽度であればガス採血は正常。 ・軽度〜中等度であれば、低酸素血症と呼吸性アシドーシス。 ・重度であれば努力呼吸は目立たなくなり、末梢循環不全で全身蒼白。 〈実施すること〉 ・機能的残気量が増加する腹臥位など、安楽な体位の工夫。 ・初期ケアや呼吸管理により腹部膨満となりやすく、胃内減圧などの腹部ケアを実施。 ・呼吸管理における合併症の予防。 ・呼吸状態の悪化を認めるなら、他の疾患や合併症の可能性が考えられる。 ※急激なSpO_2の低下がないか、SpO_2の上下肢差がないかなど、呼吸状態の急な変化は気胸や新生児遷延性肺高血圧症（PPHN）など合併症の可能性がある。	・活気が出てきているか。 ・哺乳欲求は出てきているか。 ・活動量増加に伴う呼吸苦症状の有無。 ・呼吸が安定しつつある時期ではあるが、適切に呼吸管理が行えているか。	・呼吸状態は安定しているか。 ・活気があるか。 ・呼吸管理からの離脱を目指す。 ・哺乳欲求、哺乳力の確認。
高体温でも多呼吸となるため、適切な体温管理が必要。		
経腸栄養の方法の選択（注入、経口）。	・経口哺乳への移行。 ・輸液管理から離脱し、経腸栄養の確立を目指す。	・経口哺乳確立と体重増加の確認。 ・子どもの欲求に合わせた哺乳。
保清（感染予防、エネルギー消費が最小限となる方法の検討）		保清（育児として行う家族の役割）。
・啼泣を避けられるように、包み込みやポジショニングを行い、なだめのケアを行う。 ・安静を保てるよう、不快な要因を取り除く。	・啼泣を避けられるように、口をもぐもぐしていればおしゃぶりや口腔内母乳塗布など、なだめのケアを行う。 ・安静を保てるよう不快な要因を取り除く。	
・治療内容の理解への支援。 ・子どもへの声掛け、ホールディングなど子どもと家族が過ごす環境づくり。 ・家族役割や家族ができるケアを考え、提案する。 ・信頼関係づくり。 ・家族とともに子どもを一緒に見守る。	・治療の効果を家族と共有し、理解できるよう支援する。 ・家族が可能な限りケアに参加できるよう支援する。 ・母乳育児支援（セルフケアの確認）。	・症状が改善していることを共有し、理解できるよう支援する。 ・退院後の生活に向けて、育児に必要な技術を獲得できるよう支援する。 ・子どもを家族の一員として迎える準備ができるよう支援する。

索引

あ

あやし	168
安定化サイン	30、33
胃チューブの管理	146
インフォームド・コンセント	49
エコーウィンドウ	107、108
エコーの介助	107
嘔吐	46
おへそ	128
オムツ交換	161

か

外陰部異常	47
褐色脂肪組織	88、89
カンガルーケア	188、189
感染対策	56
浣腸	161、164、165
気管吸引	100
機能的残気量	21
キャッチアップ	19
仰臥位	176
経口哺乳	141
経鼻持続気道陽圧（nasal continuous positive airway pressure；n-CPAP）	97
血管腫	41
高体温	92
呼吸窮迫症候群（respiratory distress syndrome；RDS）	24、25
極低出生体重児	12
骨縫合	39

さ

サーカディアン・リズム	63
採血の介助	107
在胎期間別出生時体格標準値	18
在胎期間別出生体重標準曲線	18
臍帯脱落	130
搾乳	135
子宮外発育不全	18
至適温度環境	90
十二指腸チューブの管理	154
人工呼吸管理	99
人工乳首	143
人工肺サーファクタント	24
診察	37
新生児一過性多呼吸（transient tachypnea of the newborn；TTN）	23、25、196
新生児循環	26
新生児心肺蘇生法（neonatal cardiopulmonary resuscitation；NCPR）	21
振戦性熱産生（shivering）	88
身体計測	75
深部温	89
睡眠-覚醒状態（State）	34、35
スキンケア	119
スタンダード・プリコーション	56
ストレスサイン	30、31
清拭	120
洗浄	120
組織化	181

た

体位排痰法	176
体位変換	175、178、179
体温管理	88
胎児循環	26
胎児発育不全	15

index

体重測定	75
大泉門	39
抱っこ	171
チアノーゼ	45
中性温度環境	90
超低出生体重児	12
直接授乳	137、138
低血糖	28
低出生体重児	12
低体温	92
頭囲	38
ドライコードケア	128、129

な

乳頭混乱	144
乳頭マッサージ	133
乳房緊満感	136
乳房マッサージ	133
熱喪失	90

は

排泄ケア	161
バイタルサイン	82
パルスオキシメーター	45
非組織化	181
皮膚温	89
皮膚障害	124、125
フィルター使用	116
腹臥位	176、186
ホールディング	106、108、169
ポジショニング	182、183、185
哺乳瓶授乳	141、142

ま

末梢留置型中心静脈ライン（peripherally inserted central catheter；PICC）	115
ミオパチー	186
無呼吸発作	95
沐浴	120

や

薬剤投与	112
輸液管理	113

ら

ラッチオン	140

その他

ED チューブ	160
NICU の音環境	68
NICU の光環境	63
X 線撮影の介助	107

with NEO（ネオネイタルケア改題）別冊 るる NEO
新生児ケアのきほん—先輩ナースの視点がわかる

2019年3月25日発行 第1版第1刷©

| 編　集 | 豊島 万希子、中野 幸子、古都 美智子 |

発行者　長谷川 素美
発行所　株式会社メディカ出版
　　　　〒532-8588
　　　　大阪市淀川区宮原3-4-30
　　　　ニッセイ新大阪ビル16F
　　　　https://www.medica.co.jp/

編集担当　白土あすか／小牧明子／有地 太／
　　　　　里山圭子
装　幀　安楽麻衣子
イラスト　ホンマヨウヘイ
組　版　株式会社明昌堂
印刷・製本　株式会社シナノ パブリッシング プレス

本書の複製権・翻訳権・翻案権・上映権・譲渡権・公衆送信権（送信可能化権を含む）は、（株）メディカ出版が保有します。

ISBN978-4-8404-6862-6　　　　　　　　　　　　Printed and bound in Japan

当社出版物に関する各種お問い合わせ先（受付時間：平日9：00〜17：00）
●編集内容については、編集局 06-6398-5048
●ご注文・不良品（乱丁・落丁）については、お客様センター 0120-276-591
●付属のCD-ROM、DVD、ダウンロードの動作不具合などについては、デジタル助っ人サービス 0120-276-592